T0267822

DESCIFRANDO
EL CÓDIGO
KETO

La información contenida en este libro se basa en las investigaciones y experiencias personales y profesionales del autor y no debe utilizarse como sustituto de una consulta médica. Cualquier intento de diagnóstico o tratamiento deberá realizarse bajo la dirección de un profesional de la salud.
La editorial no aboga por el uso de ningún protocolo de salud en particular, pero cree que la información contenida en este libro debe estar a disposición del público. La editorial y el autor no se hacen responsables de cualquier reacción adversa o consecuencia producidas como resultado de la puesta en práctica de las sugerencias, fórmulas o procedimientos expuestos en este libro. En caso de que el lector tenga alguna pregunta relacionada con la idoneidad de alguno de los procedimientos o tratamientos mencionados, tanto el autor como la editorial recomiendan encarecidamente consultar con un profesional de la salud.

Título original: Unlocking the Keto Code: The Revolutionary New Science of Keto That Offers More Benefits Without Deprivation
Traducido del inglés por Francesc Prims Terradas
Diseño de portada: Editorial Sirio, S.A.
Maquetación: Toñi F. Castellón

©   de la edición original
2022 del Dr. Steven R. Gundry

Publicado por acuerdo con Harper Wave, un sello de HarperCollins Publishers

©   Foto del autor de Cookie Schulte,
2018 Agoura Health Products, LLC

©   de la presente edición
EDITORIAL SIRIO, S.A.
C/ Rosa de los Vientos, 64
Pol. Ind. El Viso
29006-Málaga
España

www.editorialsirio.com
sirio@editorialsirio.com

I.S.B.N.: 978-84-19105-62-2
Depósito Legal: MA-1869-2022

Impreso en Imagraf Impresores, S. A.
c/ Nabucco, 14 D - Pol. Alameda
29006 - Málaga

Impreso en España

Puedes seguirnos en Facebook, Twitter, YouTube e Instagram.

Cualquier forma de reproducción, distribución, comunicación pública o transformación de esta obra solo puede ser realizada con la autorización de sus titulares, salvo excepción prevista por la ley. Diríjase a CEDRO (Centro Español de Derechos Reprográficos, www. cedro.org) si necesita fotocopiar o escanear algún fragmento de esta obra.

El papel utilizado para la impresión de este libro está **libre de cloro** elemental (ECF) y su procedencia está certificada por una entidad independiente, no gubernamental, que promueve la sostenibilidad de los bosques.

DR. STEVEN R. GUNDRY

DESCIFRANDO EL CÓDIGO KET⬤

La nueva ciencia de la cetosis
que permite obtener
más beneficios sin privaciones

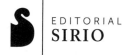

EDITORIAL
SIRIO

A los buscadores e investigadores, cuyo propósito es cuestionar siempre el saber convencional, incluido el que ellos y ellas albergan.

ÍNDICE

Nota de los editores: Por razones prácticas, se ha utilizado el género masculino en la traducción del libro. La prioridad al traducir ha sido que la lectora y el lector reciban la información de la manera más clara y directa posible. Incorporar la forma femenina habría resultado más una interferencia que una ayuda. La cuestión de los géneros es un inconveniente serio de nuestro idioma que confiamos en que, más pronto que tarde, se resuelva.

CAPÍTULO 1

ESTÁBAMOS EQUIVOCADOS RESPECTO A LA CETOSIS

¡Atención, ahí va un *spoiler*! Las cetonas no funcionan de la manera como crees que funcionan. Como ocurre con tantas cosas, lo viejo vuelve a ser nuevo. Si bien la dieta cetogénica, o *keto*, existe desde la década de 1930, en los últimos años ha resurgido el interés por esta forma de comer rica en grasas y ultrabaja en carbohidratos. Habla con tus amigos, navega por Internet o explora los artículos de nutrición de tu revista favorita, y verás muchas variaciones sobre el tema de la dieta cetogénica. Hay keto sucio, keto limpio, keto con restricción de calorías, keto alto en proteínas, el híbrido de paleo y keto, el keto cíclico, el keto de ahorro proteico e incluso una versión para perezosos de este popular régimen alimentario. Los defensores de cada una de estas opciones te dirán que esa en concreto te cambiará la vida: sigue «bien» la dieta cetogénica en cuestión (sea lo que sea lo que signifique «bien») y no tardarás en encontrarte con que has perdido el peso no deseado, además de que tus niveles de colesterol, tu presión arterial, tu nivel de energía y la calidad de tu sueño habrán mejorado en el proceso. ¿Quién no querría todo esto?

Aunque cada tipo de dieta cetogénica tiene sus propias peculiaridades, la premisa de todas ellas es básicamente la misma. Esta premisa es, de hecho, engañosamente simple... y errónea. Los expertos en esta modalidad alimentaria te dirán que si reduces drásticamente tu consumo de carbohidratos y en su lugar obtienes el ochenta por ciento de tus calorías diarias de la grasa, tu cuerpo pasará a encontrarse en un estado metabólico singular llamado *cetosis*. En el estado de cetosis, el hígado transforma las grasas en unas moléculas especiales llamadas *cetonas* (también denominadas *cuerpos cetónicos*), una fuente de combustible casi «milagrosa» que se puede usar para alimentar el cerebro y el resto del cuerpo en sustitución de la glucosa, que proviene de los carbohidratos. La idea básica es que la dieta cetogénica te conducirá a quemar la grasa de una manera increíblemente eficiente, lo cual te permitirá perder peso con rapidez y beneficiará tu salud de muchas otras maneras. Suena genial, ¿verdad?

Esta explicación muy elemental de la cetosis (no te preocupes; entraré en más detalles en los próximos capítulos) ha constituido la teoría principal en cuanto a la razón por la que las dietas cetogénicas, aunque difíciles de sostener, son tan beneficiosas para el bienestar. En mi primer libro, *La paradoja vegetal*, incluso presenté mi propio programa de tratamiento intensivo basado en la modalidad de alimentación keto para ayudar a las personas a estimular la función mitocondrial y mejorar su estado general de salud en el proceso. Es la dieta que estoy prescribiendo a mis pacientes desde hace veintidós años.

Solo hay un problema: las cetonas no son el combustible celular milagroso que muchos de nosotros pensábamos que eran. Actualmente se sabe que no son un buen combustible en absoluto. De hecho, toda la teoría relativa a cómo mejoran la salud las cetonas es errónea. Esto no quiere decir que las cetonas no sean importantes.

Como explicaré en los próximos capítulos, estas pequeñas moléculas tienen un papel vital como aliviadoras de la carga de las mitocondrias (las fábricas de energía de las células), de maneras que
pueden ayudar a prevenir y revertir no solo el aumento de peso,
sino también las enfermedades asociadas al envejecimiento. Y hay
algo incluso más importante: cuando sepas lo que hacen las cetonas
en realidad, te darás cuenta de que no tienes que forzarte a seguir
una dieta pesada, rica en grasas y francamente aburrida para aprovechar su poder.

LA HISTORIA DE DOS PACIENTES

Janet, una mujer de cuarenta y tres años y madre de dos hijos, acu-
dió a mi clínica de Palm Springs en busca de ayuda después de que
su médico de atención primaria le diagnosticara prediabetes. Su nivel de azúcar en sangre (o nivel de glucosa) en reposo era más alto de
lo normal, pero no lo bastante como para que pudiera considerarse
que padecía diabetes tipo 2. Su médico quería que comenzase a tomar estatinas para el colesterol alto y que empezase a comer de otra
manera para poner remedio a la situación. Eso la trajo a mi clínica.

Después de someterla a las pruebas que realizo habitualmente, estuve de acuerdo con su médico con que padecía el síndrome
metabólico (un conjunto de problemas de salud que pueden incrementar el riesgo de enfermedad cardiovascular y diabetes) y resistencia a la insulina (un problema de salud consistente en que el
cuerpo *se resiste* a la insulina que produce el páncreas, de tal manera que las células no pueden obtener la glucosa que necesitan para
prosperar). Janet, como casi todos los estadounidenses, era metabólicamente inflexible. Suena como algo malo, ¿verdad? Lo es.
(Abordaremos el tema de la inflexibilidad metabólica un poco más
adelante). Las pruebas también mostraron signos de inflamación

excesiva. Pero no vi una razón por la que debiese comenzar a tomar estatinas. Pensé que podríamos manejar sus problemas con la alimentación, y le sugerí que probase con mi Plant Paradox Keto Intensive Care Program ('programa de tratamiento intensivo cetogénico de la paradoja vegetal').

Tres meses después, Janet regresó para que le hiciésemos las pruebas pertinentes. Resultó que había perdido siete kilos, y el análisis de sangre reveló que ya no era prediabética. A su médico de atención primaria (no a mí) le sorprendió mucho la mejora que habían experimentado sus niveles de colesterol, hasta el punto de que le indicó que podía prescindir de las estatinas. Huelga decir que Janet estaba encantada. Se sentía con más energía, dormía mejor y, como muchos de mis pacientes, estaba motivada para seguir adelante. Redujimos la gran cantidad de grasas buenas que le había recomendado comer para promover la cetosis y concertamos una cita para hacer el seguimiento.

Cuando Janet regresó seis meses después, había perdido otros nueve kilos y las pruebas de laboratorio revelaron unos resultados espectaculares. Los análisis de sangre no mostraron signos de inflamación y el resultado de la prueba HbA1c, que sirve para determinar hasta qué punto está controlado el azúcar en sangre, había bajado a 4,9 (en mi opinión, cualquier resultado inferior a 5 es maravilloso). En resumidas cuentas, su caso parecía la historia de un éxito perfecto de la dieta cetogénica.

Excepto por un factor: Janet no estaba contenta. Ella, como yo, estaba satisfecha con los resultados de sus pruebas. Pero a pesar de que estaba comiendo como un caballo, había amigos que le comentaban, con preocupación, que su figura parecía demasiado delgada. A pesar de que volvió a incorporar varios alimentos a la dieta, su peso siguió bajando. Me dijo que estaba lista para dejar de perder kilos y mantener el peso.

Debo decir que Janet no es la única persona que ha experimentado este fenómeno. Muchos de mis pacientes han vivido la misma situación con mi plan alimentario: han llegado al punto en que han tenido dificultades para mantener el peso estable. A partir del conocimiento común imperante sobre las dietas cetogénicas, les dije a estos pacientes, como le dije a Janet, que solo ocurría que estaban quemando la grasa de una manera extremadamente eficiente. Tal vez estarás pensando: «Bueno, ¿de qué se quejaban estas personas? ¡Ya me gustaría a mí tener este tipo de problema!». Seguir algunas reglas alimentarias, tomar algunos suplementos y llegar a un punto en el que se quiera ganar algunos kilos puede parecer un sueño hecho realidad.

Ahora compara la historia de Janet con la de otra paciente mía. Miranda vino a verme con pocos días de diferencia respecto de Janet, y las similitudes no terminaron ahí. También era una madre ocupada de unos cuarenta años. Pero a diferencia de Janet, Miranda era obesa. Su médico anterior le había aconsejado que siguiera una dieta cetogénica unos años antes. Ella había tratado de llevar la dieta cetogénica tradicional al pie de la letra, pero no solo no pudo deshacerse de su exceso de peso, sino que había ganado unos siete kilos más en el transcurso de un año. Me dijo que cuanta más grasa comía, más peso ganaba.

Miranda vino a verme porque su primer médico de atención primaria, el que le había recomendado que llevara una dieta cetogénica, no creía que la estuviera siguiendo correctamente. Esto es bastante habitual: a menudo, cuando una dieta cetogénica no aporta los resultados prometidos, quien la ha indicado supone que la persona no está comiendo suficientes grasas para desencadenar la cetosis (y tal vez está consumiendo demasiados carbohidratos o proteínas). Por lo general, esta presunción no es sinónimo de cuestionar la integridad o la voluntad de quien está llevando la dieta;

sabemos que nuestros pacientes se están esforzando mucho. Pero las dietas cetogénicas tradicionales son extremadamente difíciles de mantener a largo plazo. Este es uno de los principales inconvenientes que presentan.

Le expliqué amablemente a Miranda que, a pesar de todos sus esfuerzos, estaba claro que todo lo que había estado comiendo (o no comiendo) no había ayudado a su cuerpo a producir cetonas. Se quedó inmóvil por la sorpresa cuando oyó esto. Para suavizar el golpe, le dije que era como muchas de las personas que venían a verme tras pasarlo mal con esta modalidad alimentaria. Estas personas *pensaban* que estaban llevando una dieta cetogénica, pero ocurría que no estaban consumiendo la cantidad suficiente de las grasas apropiadas y otros alimentos pertinentes para alcanzar la cetosis (en este libro te presentaré estos alimentos).

A continuación, Miranda me mostró su diario de alimentos. Estaba siguiendo a la perfección la mayoría de las reglas de la alimentación keto. Alrededor del ochenta por ciento de su ingesta calórica procedía de las grasas. Pero cuando echamos un vistazo al resultado de su prueba HbA1c, vimos que se encontraba dentro del rango prediabético, a diferencia de Janet. (Cabe señalar que según los Institutos Nacionales de Salud de Estados Unidos uno de cada tres estadounidenses es prediabético, y si el problema no se corrige, padecerán diabetes tipo 2 más adelante). Sus niveles de insulina en ayunas eran altos, lo cual indicaba que era resistente a la insulina. Es decir, su cuerpo ya no respondía a la insulina de la forma en que se suponía que debía hacerlo, por lo que esta se acumulaba en su sangre. Y como ya sabemos, veía cómo los números de la báscula seguían subiendo.

La historia de Miranda también me es bien conocida. Muchos acuden a mi clínica al encontrarse con que no pierden peso con algún tipo de dieta cetogénica. Están frustrados y confundidos, y se preguntan por qué tantas personas tienen éxito con esta modalidad alimentaria, mientras que no es su caso.

Debo añadir que a mi clínica acuden también un tercer tipo de pacientes. Se trata de individuos que sienten curiosidad por la idea de llevar una dieta cetogénica para bajar de peso, pero no pueden soportar la idea de comer tanta grasa. También tienden a cuestionar lo saludable que puede ser una alimentación de este tipo a largo plazo, pues impone unas restricciones muy estrictas a los alimentos de origen vegetal.

Con el tiempo, el hecho de ver cómo la gente obtenía unos resultados tan diferentes me llevó a plantearme algunas preguntas importantes. ¿Cómo era posible que personas como Janet experimentasen tales mejoras en su salud además de perder peso, mientras que la salud metabólica de otras, como Miranda, iba empeorando, según lo que mostraban los análisis de sangre?

Es una cuestión enigmática. Te estarás preguntando cuál es la diferencia entre las Janets y las Mirandas del mundo... Llevando ambas un régimen keto, ¿cómo podía una de ellas seguir las reglas (e incluso, con el tiempo, no seguirlas tanto) y perder tal cantidad de peso, mientras que la otra, con las mismas pautas, no dejaba de engordar? En cierta medida, la diferencia tenía que ver con los tipos de grasas que consumían las dos mujeres: Janet comía principalmente grasas y proteínas de origen vegetal, mientras que las que consumía Miranda prioritariamente eran de origen animal; este hecho hacía que el organismo de Janet quemase las grasas con mayor eficiencia. Pero esta diferencia no lo explicaba todo. De hecho, cuando estudié el asunto más a fondo, no tardé en advertir algo absolutamente inaudito: la información convencional que se maneja en el ámbito keto sobre la eficiencia metabólica y la quema de grasas estaba totalmente *equivocada*. En realidad, la producción de cetonas hace que el cuerpo maneje su combustible de forma menos eficiente. Estas moléculas deberían ayudar al organismo a *perder* calorías, y lo hacen a través de las mitocondrias de las células. Y hay algo más: no es necesario llevar una dieta cuyo contenido en grasas sea del ochenta por ciento para lograr este grado de ineficiencia.

LECCIONES QUE NOS BRINDAN LOS GEMELOS IDÉNTICOS

Cada vez que un médico ve que dos pacientes responden de manera diferente a la misma intervención, es fácil que atribuya el resultado a algún tipo de diferencia innata en su fisiología que no se puede observar fácilmente, como puede ser una cuestión genética. Sin embargo, en un estudio reciente en el que se compararon conjuntos de gemelos idénticos en los que un hermano tenía sobrepeso y el otro no, los investigadores descubrieron algo fascinante: a pesar de que el genoma de los dos hermanos era idéntico, no metabolizaban las calorías de la misma manera. De hecho, las mitocondrias (o fábricas de energía celular) de los hermanos que tenían sobrepeso estaban menos activas que las de los gemelos más delgados. ¡Los investigadores incluso dijeron que esas mitocondrias eran «perezosas»! (Es importante señalar que esto no significa de ninguna manera que los hermanos cuyo peso era mayor fueran perezosos. Solo ocurría que sus mitocondrias no estaban recibiendo las señales necesarias para acelerar el ritmo. Hablaremos de estas señales más adelante).

Si tienes problemas con tu peso, como les ocurre a muchas personas (el cuarenta y cinco por ciento de los estadounidenses son obesos), la culpa no la tienen tu fuerza de voluntad presuntamente deficiente, unos genes que te predispongan a la gordura ni tu historia familiar. Todo tiene que ver con tus mitocondrias y lo duro que están trabajando. Su tarea consiste en quemar las calorías que ingieres, y cuando se relajan en el trabajo, muchas calorías se quedan por ahí y se almacenan como grasa. Esto conduce a la siguiente pregunta: ¿cómo se pueden activar estas mitocondrias lentas para que hagan bien su trabajo?

Según el saber común, tienes dos opciones. Probablemente hayas oído hasta la saciedad que tienes que comer menos y hacer más ejercicio. La otra opción es seguir una dieta cetogénica con el fin de convertirte en una máquina de quemar grasa. Pero a algunas personas, como Miranda, esto último no les funciona muy bien. ¿Cuál es el motivo?

Todos tenemos ese amigo flaco que parece comer cualquier cosa y todo lo que quiere sin engordar ni un gramo. Mientras tanto, otras personas, como yo y tal vez tú, basta con que miren un cruasán, incluso tras haber hecho una sesión de *spinning* vigorosa, para ver cómo los números de la báscula suben sigilosamente. Parece como si los hermanos gemelos delgados y estos amigos flacos tuviesen una manera de hacer que las calorías que consumen desapareciesen por arte de magia. Pues bien, esta es la sorpresa que te tenía reservada y la razón de este libro: esto es lo que hacen estas personas precisamente. Como no tardaremos en examinar, los individuos delgados del mundo tienen unas mitocondrias que, literalmente, desperdician una gran cantidad de las calorías que consumen. Sí, no me he equivocado al elegir la palabra: las *desperdician*.

Sorprendentemente, Janet llegó al punto en que los kilos se fueron «derritiendo» en su cuerpo al comer de una manera que activó sus mitocondrias. Lo mejor de todo es que esta forma de comer no requería seguir una dieta en la que el ochenta por ciento de lo ingerido eran grasas. No tuvo que forzarse a tragar medio kilo de beicon con queso *cheddar* rallado para permanecer en cetosis. Solo tuvo que dar a sus mitocondrias las señales necesarias para que abrieran sus membranas y dejaran pasar esas calorías, un proceso llamado *desacoplamiento mitocondrial*. No estaba quemando las grasas de una manera más eficiente, como le había dicho tan fervientemente en el pasado. De hecho, estaba haciendo exactamente lo contrario: estaba derrochando combustible.

NO ES LO QUE PIENSAS

Este libro revela una paradoja nueva e increíble con respecto a las cetonas y su papel en la pérdida de peso, la salud y la duración de la vida. Como ya he mencionado, resulta que no son una fuente especial de combustible celular mágico. Son moléculas de señalización vitales que les dicen a las mitocondrias que se levanten, se muevan y comiencen a desperdiciar calorías.

Nuestras mitocondrias producen combustible para el cuerpo tomando glucosa, aminoácidos y ácidos grasos de los alimentos que comemos (que el sistema gastrointestinal ha descompuesto muy amablemente a partir de los carbohidratos, las proteínas y las grasas, respectivamente) y convirtiéndolos en una molécula especial llamada *trifosfato de adenosina* (ATP, por sus siglas en inglés), una «moneda» energética que nuestras células pueden gastar.

Pero las investigaciones más recientes han revelado que las mitocondrias no solo están implicadas en la producción de energía, sino también en muchos más procesos. Desempeñan un papel integral no solo en la supervivencia, sino también en la longevidad. Sin embargo, para comprender realmente qué hacen las mitocondrias —y por qué se producen las cetonas, cuándo se producen y cuál es su propósito final—, tienes que dejar de lado todo lo que pensabas que sabías sobre el enfoque keto.

Si estás familiarizado con *La paradoja vegetal* o cualquiera de mis otros libros, probablemente sabrás que soy famoso (tal vez tristemente famoso) por desafiar las creencias arraigadas sobre los alimentos «saludables». Soy un perturbador nato. Incluso en mi profesión anterior, la de cirujano cardiovascular, fui más allá de la forma en que siempre se habían hecho las cosas y descubrí nuevas maneras de proteger a mis pacientes durante las intervenciones quirúrgicas a corazón abierto; hoy en día, estos procedimientos se consideran unas de las mejores prácticas. Y ahora, al igual que Marco Antonio en *Antonio y Cleopatra*, la famosa obra de Shakespeare, no vengo a elogiar la dieta cetogénica, sino a enterrarla. Bueno, al menos vengo a enterrar las ideas imperantes respecto a esta modalidad alimentaria y, ya de paso, las ideas que sustentan la mayoría de las denominadas «dietas saludables».

Lo mejor de todo es que cuando sepas cuál es el papel de las mitocondrias y cómo afectan a tu metabolismo ya no tendrás que preocuparte por los porcentajes de grasa, las proporciones de macronutrientes, las calorías o cualquier otro parámetro. Esta nueva información ofrece un camino saludable a personas como Janet y Miranda, e incluso a todos quienes han querido probar la vía cetogénica pero no han podido superar los requisitos en cuanto a la grasa. Esto es así porque, como descubrirás en los próximos capítulos, el papel de las cetonas en la pérdida de peso y la salud no es el que crees que es, y aprovechar sus beneficios no requiere que consumas cantidades ingentes de grasas saturadas. ¿Sientes curiosidad? Entremos en materia, pues.

CAPÍTULO 2

LAS CETONAS NO SON UN SUPERCOMBUSTIBLE

Esta es una historia real: mientras investigaba y escribía mi último libro, *The Energy Paradox* [La paradoja de la energía] –en el que examino cómo podemos mejorar la producción de energía en las mitocondrias y, en el proceso, aumentar nuestro nivel energético–, encontré información sorprendente sobre las cetonas. Resulta que estas moléculas, elogiadas durante mucho tiempo como una fuente increíble de energía celular, en realidad no satisfacen las necesidades metabólicas del organismo. Este descubrimiento me llevó a hacerme una pregunta vital: si las cetonas no proporcionan una fuente alternativa de combustible para el cerebro y el resto del cuerpo, ¿qué hacen y con qué fin?

Me encontré cayendo por una madriguera de conejo de datos.* Después de revisar las últimas investigaciones una y otra vez, descubrí la verdadera función de las cetonas, la cual había estado a la vista todo el tiempo. A pesar de llevar más de veinte años

---

* N. del T.: El autor hace referencia al arranque de *Alicia en el país de las Maravillas,* cuando ella persigue al conejo hasta su madriguera y se precipita en lo que parece ser un pozo muy profundo. Alicia cae por un largo rato y se pregunta si atravesará toda la Tierra.

practicando la medicina restaurativa, no pude ver el bosque a causa de los árboles, como muchos de mis colegas. Una vez que abrí los ojos, vi claramente que las cetonas no funcionan como un combustible increíble, sino que activan el proceso molecular vital conocido como *desacoplamiento mitocondrial*, y que este fenómeno está en la base de todo lo que no sabíamos sobre cómo fomentar la salud, el bienestar y la longevidad.

Soy muy consciente de que los defensores de las dietas cetogénicas pueden encontrar heréticos mis hallazgos. Espero un grado de rechazo por parte de las personas que han tenido éxito con un programa keto, ya sea porque se han desprendido de su peso excesivo o porque han corregido varios problemas de salud. Esto incluye a muchos de mis propios pacientes, que felizmente pasaron a vestir pantalones de tallas más pequeñas, además de que su salud general mejoró drásticamente, después de adoptar alguna de las versiones cetogénicas de mis programas.

Mi objetivo con este libro no es sugerir que nos olvidemos por completo de las cetonas, sino cuestionar las ideas tradicionales que hemos albergado sobre el papel que tienen en el cuerpo y exponer lo que he aprendido sobre cómo influyen en la salud mitocondrial. Una vez que comprendí en qué nos habíamos equivocado con respecto al enfoque keto, me quedó claro que mis pacientes estaban aprovechando el poder de las cetonas sin tener que llevar una dieta cetogénica tradicional alta en grasas, como hizo Janet. De hecho, los datos indican que llevar una dieta cetogénica convencional puede incluso ser perjudicial para la salud a largo plazo en algunos casos, como el de Miranda.

A medida que avancemos, te pediré que dejes de lado provisionalmente tus creencias actuales sobre lo que significa adoptar el enfoque keto. Te desafiaré a que abras tu mente y pienses más en grande y con mayor audacia. Finalmente comprenderás por qué todas las dietas que has probado, de tipo cetogénico y otras, no cumplieron sus promesas. Pero antes de ver cómo hacer las cosas bien, debemos analizar en qué nos equivocamos. Para comenzar, examinemos más de cerca las cetonas.

¿QUÉ SON LAS CETONAS, POR CIERTO?

Estos compuestos de carbono de cadena corta solubles en agua (lo que significa que se disuelven en este elemento) se identificaron por primera vez en Alemania en la década de 1880 en la orina de pacientes diabéticos.[1] En ese momento, se consideró que eran poco más que un síntoma de una enfermedad metabólica. Pero solo unas pocas décadas después, médicos de Francia y Estados Unidos que estaban investigando la epilepsia en niños se toparon con un descubrimiento bastante asombroso. Cuando se sometió a niños epilépticos a una dieta compuesta por un ochenta por ciento de grasas más un diez por ciento de proteínas y un diez por ciento de carbohidratos, la frecuencia y la gravedad de las convulsiones se redujeron significativamente; algunos incluso dejaron de convulsionar. Solo había otra intervención alimentaria que se acercaba a este grado de eficacia, y era el ayuno de agua, consistente en que los niños no consumían nada que no fuera agua durante un lapso de dieciocho a veinticuatro horas para mantener a raya las convulsiones. Como puedes imaginar, obligar a niños en edad de crecimiento a abstenerse de comer no era una opción factible o humana a largo plazo.

Los médicos no podían comprender cuál era el mecanismo que operaba, pero los resultados eran claros: esa dieta era un tratamiento efectivo para el cincuenta por ciento de los niños (por lo menos) que no podían ver mitigadas sus convulsiones por ningún otro medio. Pero ¿por qué? ¿Por qué reducía las convulsiones una dieta alta en grasas (o prescindir de ingerir cualquier alimento)?

Situémonos ahora en 1921. Ese año, un endocrinólogo de la Universidad Northwestern llamado Rollin Turner Woodyatt hizo un hallazgo sorprendente mientras investigaba la diabetes. Descubrió que el cuerpo no produce cetonas como resultado de una enfermedad metabólica solamente. Vio que el hígado de animales producía cetonas cuando estos estaban hambrientos o llevaban una alimentación rica en grasas pero baja en proteínas y carbohidratos. Lo que hace el hígado es recoger ácidos grasos libres (AGL) (lípidos que provienen directamente de las grasas que producimos y almacenamos en nuestras células adiposas) y los convierte en cetonas. Woodyatt identificó tres tipos distintos de cetonas en el curso de su investigación: la acetona, el betahidroxibutirato (BHB) y el acetoacetato (AcAc).

Menos de un año después, el doctor Russell Wilder, investigador pionero en diabetes y nutrición en la Clínica Mayo, se basó en el descubrimiento de Woodyatt para idear una dieta alta en grasas y baja en carbohidratos a la que llamó «dieta cetogénica», y la usó para tratar a niños con epilepsia. Esta modalidad alimentaria no solo contribuyó a controlar las convulsiones de estos niños; también mejoró la calidad de su sueño y pareció aumentar su energía. La dieta cetogénica se convirtió en el tratamiento estándar de la epilepsia infantil durante años, hasta que aparecieron los medicamentos anticonvulsivos, como el fenobarbital y el Dilantin.

Vale la pena señalar que la dieta cetogénica resurgió como tratamiento favorito para la epilepsia en la década de 1960, con defensores que recomendaban una dieta con altas cantidades de aceite de triglicéridos de cadena media (aceite TCM), un tipo especial de grasa saturada que se metaboliza de manera diferente a otros tipos de grasas. Esta modalidad de la dieta también ayudaba a controlar las convulsiones, pero sin que tuviese que consumirse una cantidad excesiva de grasas; los pacientes podían disfrutar de más proteínas y carbohidratos. Si te estás preguntando cómo era posible que esta propuesta fuese efectiva, no olvides esta pregunta. Regresaremos a los TCM y a cómo influyen en la formación de las cetonas, y veremos el papel que desempeñan en mi programa de tratamiento intensivo cetogénico de *La paradoja vegetal*.

LO QUE PENSÁBAMOS QUE HACÍAN LAS CETONAS

Cuando se juntan todas las investigaciones, queda claro que las cetonas se generan de tres formas diferentes: durante la alimentación rica en grasas, en el contexto de las hambrunas (la inanición) y en presencia de la diabetes (un trastorno metabólico). ¿Qué tienen en común estas tres situaciones?

La respuesta corta: los carbohidratos. El cuerpo convierte los carbohidratos en glucosa, que nuestras mitocondrias utilizan para producir ATP (la energía que alimenta nuestras células). La insulina ayuda a llevar la glucosa a las células, pero las personas que carecen de suficiente insulina y por tanto son diabéticas, ya sea porque han dejado de producirla (diabetes tipo 1) o porque se han vuelto resistentes a esta hormona (diabetes tipo 2), se encuentran con que su organismo tiene dificultades para producir ATP. En el otro lado del espectro, el cuerpo de aquellos que pasan hambre o consumen muy pocos carbohidratos no tiene acceso a la glucosa que necesita para producir ATP. Dada la importancia que tiene la glucosa para mantener el cuerpo lleno de combustible y listo para operar, surge una pregunta importante: ¿cuál podría ser un combustible alternativo para producir ATP cuando no hay glucosa disponible?

Cuando no tenemos la opción de comer, nuestras células recurren al glucógeno en primer lugar (la modalidad de glucosa almacenada en el hígado y los músculos) para mantenernos activos. Pero ¿qué ocurre cuando el glucógeno se agota? En la década de 1960, el trabajo pionero del médico y bioquímico Richard Veech respondió esta pregunta. Veech descubrió algo interesante mientras exploraba las particularidades del metabolismo humano. Los investigadores ya sabían que el hígado produce cetonas durante el ayuno o con una alimentación alta en grasas y baja en carbohidratos. Veech, en colaboración con su mentor, el doctor George Cahill, un experto en diabetes de la Universidad de Harvard, descubrió que un tipo de cuerpo cetónico, el betahidroxibutirato (BHB), no solo podía reemplazar la glucosa (al faltar esta) para ayudar a generar ATP, sino que también desencadenaba una serie de efectos que no tenían nada que ver con la producción de energía. Plantearon la hipótesis de que el BHB, así como otros tipos de cetonas, podrían ser una fuente alternativa de combustible. (Más tarde supe que son esos otros efectos los que realmente dan su poder a las cetonas. Pero volvamos a la lección de historia).

Este hallazgo llevó a Veech y Cahill a plantear otra hipótesis: que el hígado produce cetonas como fuente alternativa de combustible cuando las fuentes de alimentos ricos en carbohidratos son escasas. Después de todo, nuestro cuerpo necesita energía para funcionar. De hecho, solo nuestro cerebro usa el veinte por ciento de la cantidad total de energía producida por nuestro cuerpo. Veech y Cahill formularon la teoría de que para sobrevivir en tiempos de disponibilidad insuficiente de glucosa (es decir, en tiempos de hambruna), el organismo quemaría la grasa existente y liberaría ácidos grasos libres para convertirlos en cetonas. Entonces, usaría las cetonas para producir la energía necesaria. Incluso argumentaron que las cetonas eran un tipo de «supercombustible»: una fuente de nutrición celular que podía hacer que las células (las del cerebro sobre todo) funcionaran incluso mejor que con la vieja glucosa.

Después de todo, nuestros antepasados tenían que encontrar comida donde podían, incluso durante los fríos y oscuros meses del invierno. La capacidad de utilizar cetonas en lugar de glucosa para satisfacer sus necesidades energéticas los salvaba de la muerte cuando la caza era escasa o los campos estaban en barbecho. Este sistema a prueba de fallos significaba que nuestro cuerpo, a diferencia del de muchos animales, estaba preparado para afrontar cualquier circunstancia. Podíamos atiborrarnos cuando la comida era relativamente fácil de encontrar o cultivar, pero también podíamos arreglárnoslas durante las sequías y los períodos de hambruna. Contar con una fuente de combustible alternativa aseguraba que nuestro cuerpo pudiera funcionar, tal vez incluso a un nivel superior, para ayudarnos a mantenernos con vida hasta que pudiéramos cazar la próxima gacela o recoger el próximo tubérculo.

En la actualidad, aún existe la creencia generalizada de que las cetonas son una póliza de seguro genial que nos ayuda a sobrevivir en los tiempos difíciles. Algunos de sus defensores incluso llegan a afirmar que son milagrosas, es decir, una modalidad de supercombustible increíblemente eficiente para nuestro cerebro y el resto de nuestro cuerpo. En el pasado, yo era uno de estos defensores entusiastas, y les decía a pacientes como Janet que su pérdida de peso era consecuencia de que estaban quemando la grasa de una manera supereficiente. Sin embargo, como muchos de mis colegas, no entendía, en esencia, cómo funcionaban las cetonas. Estas pueden obrar milagros, sí, pero no de la forma en que todos creíamos que lo hacían.

CÓMO CREÍAMOS QUE ACTUABAN LAS DIETAS CETOGÉNICAS

Cuando se prescribió el primer tipo de dieta cetogénica hace más de un siglo, no se sabía realmente cuál era la razón de su eficacia con las convulsiones o con otros tipos de trastornos neurológicos. Funcionaba, y eso era todo lo que importaba.

El doctor Veech fue el primer científico en reconocer que el BHB había permitido sobrevivir a los antiguos humanos cuando no había comida disponible. Esa teoría tenía cierto sentido: al adoptar este metabolismo alternativo durante los períodos de hambre, el hombre primitivo pudo vivir mucho más tiempo de lo que habría podido hacerlo si hubiese dependido exclusivamente de la glucosa, la cual es proporcionada por los carbohidratos y las proteínas. Cuando la investigación de Veech demostró que los humanos no dejan de producir ATP aunque se abstengan de comer durante semanas, todo parecía quedar unido por un bonito lazo. (De hecho, ahora sabemos que los seres humanos pueden sobrevivir durante bastante tiempo sin alimentos. Por ejemplo, en 1971, Angus Barbieri, un hombre británico extremadamente obeso, completó con éxito un ayuno de trescientos ochenta y dos días en el que solo bebió agua (lo llevó a cabo bajo supervisión médica). De todos modos, los efectos secundarios del ayuno prolongado son bastante peligrosos e incluyen una mayor tensión en el corazón, deterioro muscular y desnutrición. Este no es un camino saludable hacia la pérdida de peso o la longevidad).[2]

La dieta cetogénica se basa en la idea de que cuando el cuerpo no puede disponer de glucosa, necesita recurrir a la grasa almacenada como combustible. Después de ayunar durante unas doce horas (¡recuerda este número, por favor!) o de restringir la ingesta de carbohidratos a 20 gramos o menos al día (suponiendo que la persona no sea resistente a la insulina), los ácidos grasos libres (AGL) derivados de la descomposición de la grasa pueden ser una fuente alternativa de combustible para la mayoría de las células del cuerpo. Sin embargo, los AGL no pueden alimentar al gran consumidor de energía que es el cerebro. Tal vez ya sepas que el cerebro está protegido por una red especial de tejidos llamada *barrera hematoencefálica*, cuya función es evitar que elementos inconvenientes puedan llegar a este órgano tan valioso. Solo ciertas sustancias, como el agua, el azúcar y el oxígeno, pueden pasar fácilmente. Otras moléculas, las más grandes sobre todo, son rechazadas. Esta es la razón por la que los AGL no pueden ayudar a las células cerebrales. Son demasiado grandes y no lo suficientemente solubles en agua como para cruzar la barrera hematoencefálica con rapidez y llegar adonde más se necesitan.

Seamos claros: cuando estamos pasando hambre, la mayoría de nuestras células empiezan a usar los AGL como combustible en lugar de la glucosa. Pero el cerebro no puede aprovechar estas moléculas. Entonces, ¿cómo puede obtener el combustible que necesita para generar energía? Ahora sabemos que algunos de los AGL que salen de las células adiposas llegan al hígado, donde son convertidos en cuerpos cetónicos (un sinónimo de *cetonas*). Estos son más pequeños que los ácidos grasos libres y además se disuelven en el agua, lo que significa que las cetonas, a diferencia de los AGL, pueden cruzar fácilmente la barrera hematoencefálica y entrar en el cerebro. Allí, se pueden usar como combustible «de emergencia» para las células cerebrales; ayudan a las mitocondrias de las neuronas a producir el ATP que necesitan para mantenerse en unas condiciones de funcionamiento óptimas. (Curiosamente, aunque las cetonas se producen en el hígado, este no puede usarlas como combustible; las vierte en el torrente sanguíneo).

Hasta aquí, todo bien. El hígado produce cetonas. Las cetonas pueden ir al cerebro para ser empleadas como combustible cuando falta glucosa. Y si Veech está en lo cierto, todas las células del cuerpo (excepto las del hígado) pueden recibir y luego aprovechar esta fuente de energía «excelente». Si este es el caso, deberíamos esforzarnos por estar en cetosis las veinticuatro horas del día de los siete días de la semana (y, esencialmente, estar siempre hambrientos), ¿verdad? Nuestro organismo quemaría grasa y produciría cetonas, y todos los órganos y sistemas estarían felices. Bueno, ¡no nos precipitemos!

El doctor Oliver Owen, otro discípulo de George Cahill en Harvard que estudió la diabetes y el metabolismo humano, puso en cuestión esta idea a finales de la década de 1960, cuando su investigación reveló que las cetonas solo proporcionan hasta el setenta por ciento de la energía total que necesita el cerebro. Cuando los humanos ayunamos durante un período prolongado, no solo nuestros músculos comienzan a deteriorarse; nuestro cerebro también puede resentirse. Esto significa que incluso cuando el cuerpo está funcionando completamente en estado de cetosis (la base de la dieta cetogénica), las cetonas no pueden reemplazar toda la glucosa que exige el cerebro para funcionar de la mejor manera.[3]

Owen y Cahill encontraron otro inconveniente en la teoría del «supercombustible» de Veech. Si bien las cetonas fueron la fuente de combustible preferida de los músculos de los sujetos de su estudio durante un ayuno de tres días, estos participantes pasaron a quemar ácidos grasos libres después de veinticuatro días de ayuno. Finalmente, tras una serie de estudios adicionales, Owen le dio la noticia a la comunidad científica: las cetonas no son una fuente de energía suficiente para que el cerebro y el resto del cuerpo puedan mantener un funcionamiento óptimo. De hecho, en 2004 demostró que las cetonas solo pueden satisfacer alrededor del treinta por ciento de las necesidades de producción de energía del cuerpo durante la cetosis total.[4]

Piensa en lo que acabas de leer. Incluso cuando tu organismo está generando toneladas de cetonas, tu cerebro no está satisfecho con este presunto combustible milagroso. Quiere –más que querer, *necesita*– glucosa. Tus músculos tampoco están del todo satisfechos con las cetonas. Las usarán un tiempo, claro, pero después pasarán a utilizar los ácidos grasos libres. Y posteriormente, incluso si puedes producir las máximas cetonas posibles, solo se satisfarán menos de un tercio de las necesidades energéticas totales de tu cuerpo.

Esta realidad conduce a la siguiente pregunta: ¿cuál es exactamente la razón por la que los expertos siguen indicando que las cetonas son una modalidad superior de combustible metabólico, que deberíamos esforzarnos por producir y usar en lugar de la glucosa?

UNA DIETA CETOGÉNICA PARA PERDER PESO

Habrás advertido que ni Veech, ni Cahill, ni Owen tenían mucho que decir sobre la pérdida de peso en sí. ¿Cómo pasaron los médicos y científicos de centrarse en las cetonas como fuente de energía a promover una dieta cetogénica para bajar de peso? Te lo diré.

Cuando los médicos utilizaron la dieta cetogénica para tratar la epilepsia, observaron algo interesante. Las personas que seguían dietas ricas en grasas tendían a perder mucho peso, y con rapidez. Este resultado iba en contra de la ciencia nutricional prevaleciente en ese momento, según la cual el resultado lógico de llevar una dieta rica en grasas solo podía ser el aumento de peso.

El cardiólogo Robert C. Atkins publicó *La revolución dietética del Dr. Atkins* (publicado originalmente en 1976). Atkins se inspiró en el gran éxito de ventas *The Drinking Man's Diet* [La dieta del bebedor], un tratado escrito por un fotógrafo llamado Robert Cameron que describía los beneficios de una alimentación baja en carbohidratos y rica en proteínas animales (acompañada de mucho alcohol, para asegurar los efectos). Esta dieta de moda esencialmente prohibía el consumo de carbohidratos. Si bien los médicos y nutricionistas del momento consideraron que el libro de Cameron era, en gran medida, una sarta de disparates, Atkins pensó que valía la pena explorar la idea de limitar los carbohidratos.

Atkins advirtió una tendencia alarmante en sus pacientes cardíacos: cada vez eran más los que eran obesos. Reconoció el vínculo existente entre este peso extra y los problemas cardiovasculares, y culpó a la ingesta excesiva de carbohidratos del hecho de que las cinturas de Estados Unidos estuviesen aumentando de tamaño. No tardó en desarrollar lo que llamó una «estrategia de control de los carbohidratos» orientada a la pérdida de peso; defendió el consumo de proteínas y grasas, incluidas las grasas saturadas, en lugar de los cereales y granos que llenaban el plato típico. El doctor Atkins no llamó «dieta cetogénica» a su programa de pérdida de peso –el cual limitaba la ingesta de carbohidratos a 20 gramos diarios y evitaba la mayoría de los granos, verduras y frutas–, pero sí indicó que esta forma de comer le permitía al cuerpo usar grasa en lugar de glucosa para obtener energía.

En las décadas transcurridas desde que se publicó *La revolución dietética del Dr. Atkins*, el programa alimentario original se modificó para incluir más verduras, frutas y otros carbohidratos complejos a medida que la persona se acercaba a su objetivo de la pérdida de peso. Sin embargo, tanto con la dieta Atkins como con las numerosas dietas que la imitaron, la realidad era que la pérdida de peso (y, en la mayoría de los casos, el mantenimiento de esa pérdida de peso) solamente duraba mientras se mantenía la restricción de los carbohidratos. Una vez que la persona comenzaba a llevar una alimentación más equilibrada, el peso solía regresar, y a menudo terminaba siendo entre dos y cinco kilos superior al original. De hecho, múltiples estudios con sujetos humanos han mostrado que si bien una dieta cetogénica baja en carbohidratos y alta en grasas, o una dieta alta en proteínas, generalmente promueven una pérdida de peso más rápida y una mayor corrección de la resistencia a la insulina que las dietas bajas en grasas, el efecto no tarda en desaparecer. De hecho, cuando investigadores de la Universidad de

Copenhague compararon directamente los efectos sobre la salud a largo plazo de estas diversas dietas, encontraron pocas diferencias en los resultados transcurrido un año.[5]

Sin embargo, en la actualidad, como todos sabemos, la dieta cetogénica ha vuelto a resurgir. Su premisa, como la de cualquier otra dieta en la que se restringen los carbohidratos, es que obliga al cuerpo a producir cetonas y a utilizarlas como combustible, lo cual hace que se pierda peso con rapidez, de una forma «mágica». ¿Cuál es el mecanismo por el que se consigue este efecto?

El doctor Atkins creía que las cetonas de la orina representaban la disminución de energía que ayudaba a promover la pérdida de peso. Otros defensores de dietas ricas en grasas han indicado que la pérdida de peso podría deberse a que las cetonas de alguna manera «desperdician» calorías. (Resulta que estas personas tienen razón, ¡pero no por los motivos que creen!). Otros entendidos han promovido la idea de que las cetonas podrían eliminar el apetito. En este sentido, una investigación realizada por David Raubenheimer y Stephen Simpson, destacados expertos en ecología nutricional de la Universidad de Sídney, ha mostrado que este estilo de alimentación hace que nos sintamos llenos antes, lo cual ocasiona que acabemos por comer menos.[6] Por otra parte, sigue viva la teoría popular de que las cetonas de alguna manera ayudan al cuerpo a quemar la grasa de un modo más eficiente, tanto la que ingerimos como la que ya está alojada en el organismo. Esto es lo que yo mismo creía; después de todo, le dije a Janet que su cuerpo se había convertido en un «quemador de grasa» notablemente eficiente.

A pesar de que la comunidad médica no tenía claro qué relación había entre la cetosis y la pérdida de peso, los libros más populares sobre la dieta cetogénica no se abstenían de hacer afirmaciones audaces. Esta es una muestra de citas tomadas directamente de algunos de los mayores «expertos» en esta modalidad alimentaria (he omitido los nombres para proteger a los inocentes):

- «Estás quemando grasa como combustible y te será fácil perder peso».
- «Las cetonas solo son un subproducto derivado de la quema de grasa como combustible».
- «Las cetonas son la fuente de combustible que prefiere el cuerpo».
- «Las cetonas son el combustible más eficiente».
- «Las cetonas son un combustible limpio y la glucosa es un combustible sucio».
- «Las cetonas son la fuente de combustible perfecta para los músculos, el corazón, el hígado y el cerebro. Estos órganos no manejan muy bien los carbohidratos».
- «Puedes adaptarte a la dieta cetogénica en unos pocos días».
- «Las cetonas son el cuarto macronutriente, la cuarta forma de producir ATP».
- «Hasta tres cuartas partes de la población mundial tiene intolerancia a los carbohidratos».

No es de extrañar que tantas personas quieran probar a seguir una dieta cetogénica (o que piensen que les gustaría hacerlo, si no fuese porque implicara comer tanta grasa). Al leer las afirmaciones anteriores, es posible que hayas tenido la inspiración de prescindir de los carbohidratos a partir de mañana mismo. Pero hay un problema: las cetonas no son un gran combustible. De hecho, todo lo que la mayoría de los expertos pensaban que sabían sobre la cetosis y la pérdida de peso es completamente erróneo.

LOS INCONVENIENTES DE LAS DIETAS CETOGÉNICAS TRADICIONALES

Tras exponer todas esas increíbles afirmaciones relativas a la pérdida de peso vinculada a la dieta cetogénica, sería negligente por mi parte no mencionar que este tipo de alimentación presenta bastantes inconvenientes. Para empezar, no todos los carbohidratos son iguales. Tanto la acelga como el *brownie* son alimentos que contienen carbohidratos. Pero uno de ellos está repleto de fitonutrientes (nutrientes de origen vegetal como los polifenoles) y fibra. El otro, definitivamente, no. Un plan alimentario a largo plazo que limita estrictamente la cantidad de carbohidratos que se pueden comer hace que sea casi imposible que el cuerpo obtenga los nutrientes que necesita para vivir de manera óptima.

Esto se debe a que, como llevo mucho tiempo indicando en mis libros y a mis pacientes, nuestro bienestar general depende en gran medida de la salud de nuestra microbiota (la población de bacterias y otros microbios que residen en el intestino). Sin un suministro diverso y abundante de fibra, polifenoles y nutrientes en forma de verduras y otros alimentos vegetales, la microbiota no puede obtener las materias primas que necesita para ayudarnos a estar bien.

Cuando se considera que todos los carbohidratos son iguales, las significativas diferencias nutricionales que hay entre las distintas variedades de frutas, verduras y cereales, lo cual incluye la forma en que afecta al metabolismo cada uno de estos alimentos, son ignoradas. Por ejemplo, los carbohidratos simples como el azúcar y los cereales refinados se digieren mucho más rápido que los carbohidratos complejos como las verduras fibrosas, las alubias preparadas adecuadamente y los frutos secos. Los carbohidratos, como categoría, abarcan mucho, desde todo tipo de comida basura hasta miembros del reino vegetal.

La restricción estricta de los carbohidratos presenta otro inconveniente que debe abordarse. Si bien algunos expertos en la alimentación keto te dirán que tres cuartas partes de nosotros tenemos «intolerancia a los carbohidratos», esta afirmación es insensata. Todos los animales tienen necesidad de carbohidratos. Su cerebro incluso dispone de un sensor para ayudar a garantizar el consumo de la cantidad suficiente de carbohidratos, con el fin de que el cuerpo tenga la glucosa que necesita para producir ATP y sobrevivir.[7]

Además de la confusión que se fomenta en cuanto a los carbohidratos, hay otras cuestiones problemáticas que se deben tomar en consideración en relación con las dietas cetogénicas:

- **El alto contenido en grasas.** Se me conoce por decir que el único propósito de la comida es que nos llevemos más aceite de oliva a la boca. Por lo tanto, estoy a favor de las grasas, ciertamente. Pero un programa keto que fomenta todas las grasas indiscriminadamente no puede ser saludable. En el capítulo seis profundizaremos en las diferencias significativas que hay entre las distintas grasas alimentarias.
- **El alto contenido en colesterol.** Si comulgamos con la teoría del colesterol de las enfermedades de las arterias coronarias, según la cual el colesterol alto tiene la culpa de las enfermedades cardíacas, debemos tener en cuenta que las grasas de cadena larga que se consumen en el contexto de las dietas cetogénicas tradicionales casi siempre hacen subir el colesterol LDL, lo cual puede hacer que nuestro médico se apresure a agarrar su talonario de recetas. Yo no estoy de acuerdo con esta teoría; de todos modos, mi programa no debería hacer que el colesterol LDL se disparase.
- **Las grasas y proteínas animales.** Para la mayoría de los veganos y vegetarianos es prácticamente imposible llevar la dieta

cetogénica tradicional, porque las fuentes de proteínas vegetales tienden a contener carbohidratos. Eso hace que sea enormemente difícil cumplir con la exigencia de esta dieta de que solo el veinte por ciento de lo que se ingiere sean carbohidratos (el diez por ciento) y proteínas (el otro diez por ciento). Otras personas prefieren una dieta basada en alimentos vegetales por razones de salud o éticas y medioambientales.

- **El aburrimiento.** La necesidad de restringir significativamente incluso los alimentos saludables con contenido en carbohidratos puede hacer que las comidas sean monótonas. Sin duda, esta es una de las principales razones por las que el sesenta por ciento de las personas no consiguen ceñirse a una dieta cetogénica ni siquiera durante un período de tiempo breve.[8]

- **El posible perjuicio para el rendimiento deportivo.** Algunos estudios indican que estar en cetosis no afecta al rendimiento deportivo, pero también hay datos que apuntan a lo contrario. En *The Art and Science of Low Carbohydrate Performance* [El arte y la ciencia del rendimiento con la alimentación baja en carbohidratos], Jeff S. Volek y Stephen D. Phinney, investigadores de las dietas pobres en hidratos de carbono, realizaron una serie de experimentos con deportistas cuyos resultados indicaron que las dietas ricas en grasas no son perjudiciales para el rendimiento. Sin embargo, incluso estos autores admiten que el rendimiento deportivo se estanca inicialmente y que puede llevar semanas «adaptarse a la dinámica cetogénica». En otros experimentos, más recientes, centrados en las dietas cetogénicas, los investigadores hallaron que corredores de marcha de élite podían mantener su máximo rendimiento con una dieta alta en grasas, si bien en este caso requerían más oxígeno (tenían que respirar más fuerte y más rápido) para producir la misma cantidad de ATP que cuando llevaban una alimentación más rica en carbohidratos. En estos atletas de élite por lo menos, los carbohidratos son capaces de producir más ATP por unidad de consumo de O_2 que la grasa. Esta realidad supone un pequeño problema para la idea tradicional que se alberga en relación con las dietas cetogénicas: si las cetonas realmente fueran el supercombustible que muchos dicen que son, cabría esperar que el rendimiento deportivo se incrementase en lugar de descender; o por lo menos no debería alterarse significativamente.

• **Un aumento de la inflamación y las enfermedades cardíacas.** Si pudieses conseguir un estado de cetosis casi constante (lo cual no te resultaría nada fácil, por cierto), tu salud podría estar más en peligro que antes. Un estudio conjunto realizado por la Universidad de Columbia y los Institutos Nacionales de Salud estadounidenses demostró que el hecho de llevar una dieta cetogénica no solo estaba vinculado a unos niveles más altos de colesterol, sino también a un aumento de la inflamación en todo el cuerpo. Y esto no es todo: al parecer, los sujetos que seguían la dieta se volvían *más* resistentes a la insulina, a pesar de todas las promesas de que les ayudaría a regular el metabolismo.[9] Justo esta semana, a uno de mis más entusiastas seguidores del enfoque keto le sorprendió ver estos problemas reflejados en su análisis de sangre.

Pongamos por caso que puedes superar estos obstáculos y hacer que la alimentación de tipo cetogénico te vaya bien. La mayoría de los expertos en esta modalidad alimentaria te asegurarán que la producción de cetonas hará que seas una máquina de quemar grasa eficiente. Pero detengámonos un momento en esta afirmación. Según el diccionario de Merriam-Webster, *eficiente* significa 'capaz de producir los resultados deseados con pocos desperdicios o ninguno'. Si las cetonas realmente estuviesen haciendo que tu cuerpo fuese más eficiente quemando grasa, deberías estar produciendo más energía con menos combustible. Un vehículo híbrido como un Toyota Prius es, definitivamente, una máquina que quema combustible con mayor eficiencia que, por ejemplo, un auto deportivo como puede ser un Ferrari. En un Prius, puedes recorrer unos 80 kilómetros con 4,5 litros de gasolina. En un Ferrari, por más formidable que sea su aspecto, podrás recorrer unos 16 kilómetros con esta cantidad de combustible. Por lo tanto, si quisieras gastar mucha gasolina (desperdiciarla, literalmente), elegirías el Ferrari. (Está bien, podría haber otras razones por las que quisieses conducir el Ferrari, pero atengámonos a la analogía de la eficiencia).

Los carbohidratos y las proteínas contienen unas 4 calorías por gramo. La grasa, por su parte, contiene unas 9 calorías. ¡Más del doble! Entonces, si estás comiendo principalmente grasa, que aloja el doble de calorías por peso que lo que comías antes, no deberías perder peso. Este exceso de calorías debería convertirse directamente en grasa corporal. Después de todo, si estuvieses quemando la grasa corporal de manera eficiente para producir más energía, deberías tener calorías adicionales en abundancia y, como resultado, tendrías que subir de peso con mayor facilidad.

En otras palabras: si las cetonas hiciesen que quemases las grasas con eficiencia, serías una especie de Prius (un vehículo que quema el combustible de manera muy eficiente). Esto haría que utilizases menos grasa, no más. Por otro lado, si quisieras desperdiciar combustible (grasa), deberías subirte al Ferrari, el cual *derrocha* el combustible con mucha eficiencia. En esencia, el enigma cetogénico es este: cuando la dieta cetogénica funciona, parece que hace exactamente lo contrario de lo que dicen sus defensores. ¡Al parecer, hace que las personas y sus mitocondrias consuman combustible de un modo muy ineficiente!

Debo mencionar otra cosa. En un nuevo metaanálisis de la dieta cetogénica alta en grasas o las dietas del estilo Atkins modificadas, los investigadores no solo no pudieron encontrar ningún beneficio con respecto a la pérdida de peso, sino que tampoco vieron ningún tipo de reversión de la diabetes tipo 2. De hecho, encontraron que estas modalidades alimentarias incrementaban la inflamación y los factores de riesgo de enfermedad cardíaca. Ello constituye un ejemplo más de que la opción keto, al menos como se entiende actualmente, no es la elección saludable que muchos evangelistas de las dietas cetogénicas nos dicen que es.[10]

Por lo tanto, las dietas basadas en grasas no nos ayudan a quemar las grasas de manera más eficiente, a pesar de lo que muchos otros defensores del enfoque keto y yo pensamos en alguna época. Esta es la razón por la que en Miranda y muchos otros pacientes a los que visito no se materializan las promesas cetogénicas, sino lo contrario. Las explicaciones relativas a que con las dietas cetogénicas quemamos las grasas con eficiencia no se sostienen.

HAY QUE VOLVER A BUSCAR

Aproximadamente el ochenta por ciento de las personas que llegan a mi clínica con la intención de adelgazar afirman estar siguiendo una dieta cetogénica o, como mi paciente Miranda, han tenido la valentía de seguir este programa alimentario, sin éxito. A pesar de que las dietas cetogénicas están de moda, la triste verdad es que muy pocas personas logran los resultados deseados.

A primera vista, podría parecer que estas personas no están siguiendo el programa correctamente. Pero yo sabía que tenía que haber algo más que les impedía alcanzar el éxito. En mis primeros días como becario de investigación en los Institutos Nacionales de Salud estadounidenses, mi mentor, el doctor Andrew G. Morrow, me decía: «No hay nada nuevo que aprender. Pero hay mucho que *reaprender*». El doctor Morrow definía la investigación como «mirar de nuevo; literalmente, *re*-buscar».

Gracias a su influencia, busco las razones por las que podría estar equivocado en algo. Mientras estudiaba detenidamente la investigación relacionada con las mitocondrias con el objetivo de explicar cómo funcionan estos orgánulos productores de energía, me di cuenta de que en lugar de funcionar como combustible, las cetonas actúan como *moléculas de señalización* que mandan mensajes determinantes a nuestras mitocondrias (las fábricas productoras de energía de nuestras células). Tal vez te parezca una diferencia sutil (una nota al pie de página en un artículo científico), pero estas dos funciones son muy distintas. Según la teoría prevaleciente, las cetonas son como gasolina de alto octanaje que hace que nuestro cuerpo funcione sin problemas y de manera eficiente. Sin embargo, como se mostró con anterioridad, están muy lejos de ser un supercombustible. Ahora bien, como mensajeras, les dicen a las mitocondrias que «desacoplen» y literalmente *derrochen* combustible para protegerse de un exceso de trabajo. Esta manera de contemplar las cetonas, nueva y revolucionaria, puede ser clave no solo para perder peso, sino también para gozar de muy buena salud.

Una vez que sepas cómo los alimentos que eliges comer pueden ayudarte a aprovechar el poder de tus mitocondrias, descubrirás que puedes mejorar tu peso y tu salud, y los mejorarás. Al mismo tiempo, tu proceso de envejecimiento se ralentizará. Nunca más volverás a ver lo cetogénico de la misma manera. Y hay algo aún mejor: esta nueva ciencia respalda un programa alimentario mucho más permisivo, placentero y sostenible que las dietas cetogénicas tradicionales (¡no es necesario consumir tanta grasa!), el cual ofrece unos resultados aún mejores.

Sin duda, estás ansioso por saber más. Pero como en todos mis otros libros, antes de llegar al programa en sí, tengo que ofrecer unas explicaciones básicas sobre aquello que lo sustenta. Es hora de reexaminar cómo funcionan las mitocondrias y por qué su bienestar es tan importante para el nuestro. Vamos allá.

CAPÍTULO 3

APROVECHAR LAS PEQUEÑAS CENTRALES ELÉCTRICAS DE NUESTRAS CÉLULAS

Es posible que recuerdes las mitocondrias de cuando estudiaste la anatomía de la célula humana en la clase de Biología de octavo de EGB o segundo de ESO; son esos orgánulos diminutos de forma alargada que viven dentro de casi todas las células de nuestro cuerpo. Las mitocondrias tienen una función muy importante: producir energía. Si bien es posible que el diagrama de tu libro de texto de la escuela mostrase dos o tres mitocondrias flotando en el citoplasma de una célula (para simplificar), la realidad es que la mayoría de las células humanas están repletas de ellas. De hecho, la mayoría de las células de nuestro cuerpo contienen entre mil y dos mil quinientas mitocondrias.[1] No puedo ofrecerte una estimación más específica porque la cantidad puede cambiar en cualquier momento según el estado de salud y el grado de actividad. Lo que sí puedo decirte es que encontrarás una mayor cantidad de mitocondrias en las células que conforman los músculos, el cerebro, el corazón y el hígado, ya que estos son los tejidos y órganos que tienen los trabajos más importantes en el cuerpo y, por lo tanto, son los que requieren la mayor cantidad de combustible.

Las mitocondrias producen energía al convertir en ATP la glucosa, los aminoácidos y los ácidos grasos de los alimentos consumidos. Para hacer una analogía que he utilizado ya en libros anteriores (tengo que reconocerlo), me gusta representar las mitocondrias como pequeños clones de *Superratón*, el superhéroe de una clásica serie de dibujos animados de la década de 1950. En mi infancia, me encantaba ver cómo usaba su superfuerza y sus poderes de invencibilidad para resolver situaciones. Las mitocondrias, como ese ratón, pueden ser minúsculas, pero son poderosas. Y nos resuelven la vida al producir la energía que necesita nuestro cuerpo para funcionar.

Lo más probable es que no pienses mucho en las mitocondrias, a menos que seas un estudiante que se está preparando para un examen de Biología. Después de todo, su trabajo es silencioso e invisible. Pero créeme si te digo que el esfuerzo que hay que hacer para producir tantísimo ATP es hercúleo. El cuerpo humano tiene unas necesidades energéticas asombrosas. Se estima que una persona de tamaño promedio que goce de buena salud produce unos sesenta y tres o sesenta y cuatro kilos de ATP al día.[2] Sí, lo has leído bien: *kilos*. Si, haciendo una estimación prudente, consideramos que ingerimos 1,6 kilos de comida al día aproximadamente, salta a la vista que el retorno de la inversión es tremendo. (Si estás pensando: «Espera, ¡yo solo peso 63,5 kilos! ¿Cómo es esto posible? ¿Adónde va todo este ATP?», la respuesta es simple: las células de tu cuerpo lo gastan. Y esto es solo en reposo; cuando estás activo, las necesidades energéticas de tus células son mucho mayores).

¿Debe sorprendernos, entonces, que se diga que las mitocondrias son las centrales eléctricas de las células?

ASÍ EVOLUCIONÓ LA PRODUCCIÓN DE ENERGÍA EN EL ÁMBITO CELULAR

La historia de las mitocondrias es fascinante. La teoría predominante sobre su origen es que evolucionaron a partir de bacterias engullidas. Hace dos mil millones de años, el mundo estaba lleno de bacterias de distintos tipos, pero también había otras modalidades de células incipientes. Según cuenta la historia, una de estas células, probablemente precursora de las células eucariotas que componen la mayor parte de la vida en la Tierra, engulló a una de esas bacterias. Comenzaron a trabajar juntas, en una relación simbiótica de la que se beneficiaron ambos organismos. La bacteria ayudó a la célula a respirar, es decir, a usar oxígeno para generar energía. La célula, a cambio, le proporcionó un hogar a la bacteria, que la resguardó de los elementos. A lo largo de millones de años, las bacterias que había dentro de esas células se convirtieron en las mitocondrias.

A pesar de que las mitocondrias se encuentran dentro de nuestras células, nunca abandonaron por completo sus raíces bacterianas; en realidad, son bastante similares a las bacterias intestinales que conforman nuestra microbiota. De hecho, al igual que nuestros «compañeros intestinales», como me gusta llamarlos, las mitocondrias tienen su propio ADN. Pueden dividirse al mismo tiempo que se dividen sus células anfitrionas, pero también pueden dividirse para producir más mitocondrias en cualquier momento que lo deseen a través de un proceso llamado *mitogénesis*. La capacidad que tienen de replicarse sin que el resto de la célula tenga que dividirse es fundamental para nosotros, nuestra salud y nuestro destino, como no tardarás en descubrir.

En la actualidad, nuestra microbiota y nuestras mitocondrias siguen vinculadas por su pasado bacteriano en común. Se mantienen en contacto a través de las moléculas señalizadoras llamadas *posbióticos*, los cuales, por lo general, son producidos por los microbios intestinales, aunque muchos de ellos también están presentes en algunos de los alimentos que comemos. Nuestros microbios intestinales supervisan atentamente todo lo que sucede en nuestro cuerpo. Están en una excelente posición para hacerlo, ya que regularmente reciben información sobre el estado de las cosas tanto por parte del sistema inmunitario como por parte del sistema nervioso. A continuación transmiten mensajes a las mitocondrias, a través de las moléculas de señalización posbióticas, para comunicarles cuánta energía se necesita. Estos mensajes van desde «escuchad, tenemos un entrenamiento fuerte hoy; ¡aumentemos la producción!», hasta «¡eh!, diríamos que hemos comido algo en mal estado; reduzcamos la producción hasta haber averiguado qué está pasando». La cantidad de energía que producen las mitocondrias está muy influida por la información que reciben por parte de la microbiota. Esta es otra razón por la que las dietas cetogénicas tradicionales, que restringen la ingesta de fibra de origen vegetal, pueden provocar efectos secundarios como fatiga y confusión mental. La fibra es esencial para tener una microbiota floreciente, el cual, a su vez, produce los posbióticos. Pronto examinaremos esta cuestión con mayor detalle, pero antes observemos más detenidamente cómo funcionan nuestras centrales eléctricas.

CÓMO PRODUCEN ENERGÍA LAS MITOCONDRIAS

La denominación técnica para hacer referencia a la conversión de alimentos y oxígeno en energía es *respiración celular*. Es un proceso que tiene lugar una y otra vez en cada una de las mitocondrias del cuerpo y, si lo recuerdas, el cuerpo humano alberga muchos billones de ellas. Podemos comparar la respiración celular con una cadena de montaje interna. La conversión de glucosa en ATP tiene lugar en varios pasos.

Como podría decirte cualquier fan de *Star Trek*, los seres humanos son formas de vida basadas en el carbono que, además, consumen carbono. Todos los alimentos que comemos, ya sean azúcares, aminoácidos o grasas, acaban por descomponerse en un montón de moléculas de carbono. Estas moléculas de carbono entran en las células, donde las mitocondrias las recogen para iniciar el proceso de producción de energía. Así se inicia el *ciclo de Krebs* (también llamado *ciclo del ácido cítrico*), es decir, la serie de reacciones que convertirán esas moléculas en ATP. (Aprovecho para decir que Hans Krebs, el científico que describió por primera vez este ciclo y ganó un premio Nobel por sus descubrimientos, fue el mentor de los doctores Veech y Cahill. Pero estoy divagando).

Una vez que las moléculas de carbono se encuentran en la mitocondria, empiezan a participar en una danza fascinante con los protones y electrones presentes, algunos de los cuales provienen del agua. Tal vez recuerdes que son partículas cargadas («electrificadas»). La carga de los protones es positiva (+) y la de los electrones es negativa (-). Esos protones y electrones son conducidos, a través de la membrana mitocondrial interna, hasta la parte más interior del orgánulo. Allí experimentan una serie de reacciones químicas conocidas como *cadena de transporte de electrones*. Es un tema complejo. Para explicarlo de manera simple, podemos decir que esta cadena ayuda a aumentar la carga de estas partículas. A medida que se va pasando de un grado de carga al siguiente, los electrones y protones excitados se van calentando cada vez más.

Las cosas se «calientan» mucho. Para hacer una analogía, piensa en un grupo de veinteañeros que salen a pasar la noche en el último y mayor local nocturno que han abierto. Imagina una mitocondria como el nuevo club más popular de la ciudad. Llamémoslo

Club Mito. Este lugar de moda tiene una entrada principal por la que ingresan los clientes y una puerta giratoria de un solo sentido en la parte trasera a través de la cual pueden salir. (También hay algunas salidas de emergencia. Después de todo, el Club Mito quiere respetar la normativa antiincendios..., pero hablaremos de ellas más adelante. Por ahora, considera que solo hay una entrada y una salida para los clientes).

El Club Mito está lleno de vapor, abarrotado y repleto de cientos de protones, electrones y moléculas de oxígeno e hidrógeno, entre otras. Como puede llegar a llenarse mucho, hay un portero en la entrada, cuya misión es no dejar entrar a más individuos a partir de cierto punto. Pero aunque el portero se está esforzando por hacer bien su trabajo, los clientes apenas pueden llegar a la barra sin tropezar con una docena de individuos por lo menos. Y al igual que en un club real, hay muchos protones y electrones que están allí con la esperanza de conectarse (acoplarse) con una molécula de oxígeno.

Algunos logran acoplarse con ese ansiado oxígeno. Se agarran del brazo, se dirigen a la puerta giratoria trasera y hacen una gran cantidad de ATP al salir. El proceso se parece un poco a cómo genera energía el agua cuando hace girar una noria. Cuando los protones cargados positivamente, ahora acoplados con el oxígeno, pasan a través de la membrana de la mitocondria, juntos producen parte de esa «moneda energética» tan necesaria. (Además, en el proceso de salida, los protones dejan tras de sí dióxido de carbono [CO_2]. En este escenario, puedes considerar que el CO_2 son las botellas de cerveza y otros desperdicios que arrojan los clientes protones antes de salir por la puerta con sus acompañantes).

Es una típica noche de sábado con el local repleto de gente cuando, de repente, muchos de los electrones deciden que ya han tenido suficiente y se van. Han sido atraídos por la promesa de pasar un buen rato en otro lugar, tal vez con una molécula de oxígeno o dos. Eso deja a un montón de protones, que esperaban conectarse con alguna molécula de oxígeno, dando vueltas por ahí, conscientes de que las probabilidades de conectarse con el encantador oxígeno están disminuyendo rápidamente. Los protones, frustrados, ven el letrero de salida en la distancia y se dirigen directamente a la puerta.

A la salida, algunos de estos protones pueden encontrarse con algunas moléculas de oxígeno descarriadas y lograr acoplarse por fin. A continuación, a medida que estas nuevas parejas van pasando por la puerta giratoria, producen la molécula ATP, muy energética. Pero la mayoría de los otros protones no tendrán tanta suerte. Van a salir del club solos e insatisfechos. No harán nada de ATP esa noche.

Debo mencionar que este proceso no es tan simple como esta analogía puede dar a entender. Recuerda que el ambiente está caldeado en el Club Mito; los protones, electrones y otras moléculas no paran de chocar entre sí. Como puedes imaginar, estas condiciones pueden conducir a algunos empujones. Cuando el portero se da cuenta de que se avecinan problemas, llama a los guardias de seguridad para que intervengan y los protones puedan acoplarse con el oxígeno en paz. En las mitocondrias reales, este proceso de varios pasos en el que se intenta combinar el oxígeno con los protones para producir ATP puede conducir a que se produzca algo más que un poco de CO_2. El acoplamiento de estas partículas y moléculas también puede conducir a la producción de algunos contaminantes potencialmente perjudiciales llamados *especies reactivas de oxígeno* (ERO). Las ERO pueden compararse, de alguna manera, con el escape del motor de un automóvil. En la analogía del Club Mito, vienen a ser los clientes que se exceden y comienzan a repartir puñetazos. Los guardias de seguridad acabarán por encargarse de ellos, ¡pero esto no significa que no armen un alboroto!

DESCIFRANDO EL CÓDIGO KETO

A veces, cuando los electrones terminan acoplándose con el oxígeno en lugar de que lo hagan los protones, se producen ERO, que incluyen los radicales libres de los que tanto hablamos los expertos en salud. Estas ERO generan estrés oxidativo, el cual daña la mitocondria y, en consecuencia, la célula. Probablemente ya hayas oído hablar de las ERO y el estrés oxidativo; a ambos se los relaciona con el envejecimiento y las enfermedades crónicas.

De todos modos, está bien que haya algunas ERO. El Club Mito no sería el lugar en el que estar si no hubiese un poco de emoción. ¡Este punto de peligro puede ser bastante atractivo, después de todo! En pequeñas cantidades, actúan como moléculas señalizadoras que mandan mensajes para ayudar a que las células se mantengan sanas. Las ERO solo se convierten en un problema cuando se producen cantidades excesivas de ellas. Las mitocondrias pueden sufrir daños si se acoplan demasiados electrones y moléculas de oxígeno. Y puede ocurrir algo aún peor: si los guardias de seguridad del Club Mito no encuentran una manera de mantener a raya a las ERO, pueden inducir la apoptosis: literalmente, la muerte explosiva e inmediata de la célula. El exceso de peleas y situaciones dramáticas obligaría a cerrar el club.

Los dos tipos de guardias de seguridad principales del Club Mito son la melatonina (sí, esa hormona del sueño y antioxidante de la que tanto has oído hablar) y el glutatión, un antioxidante menos conocido pero fundamental. Ambos ayudan a que haya la cantidad óptima de ERO: las suficientes para que realicen sus funciones de señalización, pero no tantas como para que dañen la célula. Como puedes imaginar, al Club Mito le gusta tener muchos de estos guardias de seguridad para asegurarse de que la situación no se descontrole. (En los próximos capítulos descubrirás que tienes más control sobre la producción de las ERO de lo que podrías pensar).

PERO ¿Y LAS CETONAS?

La analogía del club ofrece un breve resumen del ciclo de Krebs y la cadena de transporte de electrones (CTE). Cuando las moléculas de los alimentos que ingerimos y el oxígeno que respiramos llegan a nuestras células, las mitocondrias unen estos componentes para generar ATP. Las mitocondrias pueden procesar azúcares, aminoácidos (a partir de las proteínas) y ácidos grasos libres (a partir de las grasas alimentarias) en energía. El oxígeno tiene un papel fundamental en la creación de esta moneda energética. Pero también tiene el potencial de dañar e incluso destruir las mitocondrias: el estrés oxidativo asociado a la producción de energía pasa factura. Esta es la razón por la que las mitocondrias adoptan otro ritmo de combustión por la noche, más lento. Durante estas horas en que la producción es más lenta, aprovechan para tomárselo con calma y realizar los trabajos de reparación necesarios. (Esta es la razón por la que tantas personas que sufren de insomnio tienden a tener sobrepeso: dormir lo suficiente es vital para la salud mitocondrial).

Piensa en ello de esta manera: si el club abre todas las tardes a las seis y cierra a las dos de la madrugada, hay mucho tiempo para limpiar el lugar. Se dispone de dieciséis horas para lidiar con las bebidas derramadas, los desperdicios generados y todo lo demás que las ERO hayan dejado tras de sí. Ahora, imagina que el club amplía su horario de las diez de la mañana a las cuatro de la madrugada. ¡El pobre equipo de limpieza dispone de seis míseras horas para arreglar todo! Presionado por el tiempo, se ve obligado a ser menos escrupuloso. El suelo no deja de estar algo pegajoso, la basura empieza a acumularse... Muy pronto, el Club Mito se convierte en un lugar sucio al que nadie quiere ir. Cuando se acorta el ciclo de sueño, las mitocondrias tienen el mismo problema: no disponen de tiempo para limpiar, reparar cualquier daño y prepararse para otra jornada de duro trabajo.

¿Sabes qué es lo que fomenta este tiempo de inactividad y reparación necesario? La aparición de ácidos grasos libres y cuerpos cetónicos. Así es: al no haber nuevos alimentos para procesar, las mitocondrias pasan a realizar otra tarea. Comienzan a usar la grasa almacenada en las células adiposas, acumulada a partir de todos los restos de azúcar, proteínas y grasas que no se han utilizado durante el día, como una señal de que es hora de limpiar el Club Mito. Cuando se detiene el consumo de alimentos, estas grasas almacenadas se liberan en la sangre como ácidos grasos libres. Puedes considerar que son tu energía de combustión lenta.

Bajo ciertas condiciones, las mitocondrias, sobre todo las que residen en las células cerebrales, *también* pueden usar cetonas como fuente de combustible. En general, esto ocurre cuando el suministro de azúcar se mantiene bajo durante un período de tiempo significativo. Esto último puede tener varias causas: (1) estamos siguiendo una dieta cetogénica, por lo que estamos consumiendo muchos menos carbohidratos y proteínas; (2) hemos ayunado durante un período de unas doce horas; (3) hemos quemado todo el azúcar almacenado (glucógeno) con un ejercicio muy intenso, o (4) en el peor de los casos, estamos pasando hambre. Quiero dejar claro que las cetonas tienen un papel clave como favorecedoras de la salud mitocondrial. Pero como he expuesto, este papel se ha malinterpretado.

En algunos aspectos, nuestro sistema de producción de energía se asemeja al de un coche híbrido. Cuando el automóvil funciona con gasolina (glucosa), la batería se recarga (se almacena grasa), y esta energía almacenada se puede utilizar una vez que se ha agotado la gasolina o se ha apagado el motor. Por la noche, cuando no comemos durante un período de ocho horas o más, las mitocondrias utilizan la energía de la batería, en forma de ácidos grasos libres o cetonas, para producir el ATP que necesitamos.

EL CONTROL DEL GENTÍO

El Club Mito solo puede albergar un cierto número de clientes en un momento dado. Después de todo, hay que tener en cuenta las normas contra incendios. Pero, a veces, una multitud mayor de lo previsto entra en el antro. Esto ocurre, por ejemplo, cuando tomamos una comilona. El club, que representa una de nuestras supermitocondrias, trata desesperadamente de lidiar con todas las personas que entran por la puerta; trabaja duro para que los protones y las moléculas de oxígeno se acoplen con el fin de poder convertir la glucosa en energía. Desafortunadamente, a causa de las costumbres alimentarias y las dietas de hoy en día sobre todo, el Club Mito no puede manejar a todo ese gentío.

Probablemente puedas adivinar qué es lo que ocurre a continuación. Cuando las mitocondrias se ven obligadas a hacer malabarismos para ocuparse de la producción de ATP y el almacenamiento simultáneamente, a la vez que se protegen de las ERO potencialmente dañinas, la producción de energía se ralentiza y los depósitos de grasa se vuelven más voluminosos.

Ahora bien, si en el club solo hubiese demasiada gente de vez en cuando, no habría tanto problema. Después de todo, incluso nuestros antepasados cazadores y recolectores gozaban a veces de períodos de abundancia y se daban grandes festines a modo de celebración. A las mitocondrias no les cuesta ocuparse de un pequeño exceso de vez en cuando. Pero si el local está permanentemente lleno, las mitocondrias van a pasarlo mal. Tiene que haber una mejor manera de gestionar la situación. El Club Mito necesita disponer de un plan B, por así decirlo.

A primera vista, puede parecer que la mejor estrategia tiene que ser limitar la cantidad de clientes que pueden entrar en el local. Tal vez el portero pueda extender entre dos puntales una de esas

DESCIFRANDO EL CÓDIGO KETO

elegantes cuerdas de terciopelo frente a la puerta, de tal manera que la multitud tenga que esperar fuera haciendo cola. Restringir el acceso puede parecer la respuesta obvia, pero no tiene en cuenta la insulina, la hormona producida por el páncreas para ayudar a metabolizar los carbohidratos. La insulina desvía los azúcares y las proteínas del torrente sanguíneo hacia las células. Esencialmente, golpea la pared celular y pregunta si la célula quiere o necesita glucosa o proteínas.

La cuerda de terciopelo debería darles a las mitocondrias el tiempo que tanto necesitan para ponerse al día con el trabajo atrasado, pero esto solo puede ocurrir si dejamos de comer. Si no paran de entrar alimentos digeridos en el torrente sanguíneo, el páncreas no parará de secretar insulina; habrá todo un ejército de moléculas de insulina que les dirán a las células que abran la puerta y dejen entrar a los clientes que están aguardando para acoplarse. El portero del Club Mito, sin embargo, no cederá ante los golpes en la puerta. ¿El resultado final? Entra menos «materia prima» en las células, la producción de energía se ralentiza significativamente y el azúcar en sangre aumenta. Los niveles de insulina suben para tratar de corregir el problema, pero la fila que aguarda ante la puerta del club se hace más larga y ruidosa.

Con el tiempo, la situación empeora. Si has leído uno o dos libros sobre la dieta cetogénica, tal vez pensarás: «Bueno, seguramente los ácidos grasos libres procedentes de las células grasas, así como las cetonas procedentes del hígado, pueden entrar en las células sin la ayuda de la insulina». Las grasas y las cetonas no requieren insulina para ingresar en las células, por lo que pueden reiniciar la producción de energía; además, no están haciendo otra cosa que permanecer en todos esos espacios de almacenamiento (las células adiposas) esperando a que se las utilice. Sin embargo, se da una circunstancia «cruel», análoga a lo que podría ser un puñetazo en la barriga (discúlpame por la imagen): la presencia de la insulina les dice a las células adiposas que se aferren a sus reservas de grasa. Hay una razón evolutiva que explica esta acción de bloqueo: cuando nuestros ancestros lejanos podían darse un festín con ese bisonte recién derribado o con esas bayas maduras recién descubiertas, necesitaban que el nivel de su insulina aumentara para que esto les ayudara a preservar esos azúcares y proteínas (la insulina los llevaba al interior de las células adiposas). Necesitaban que cualquier acción liberadora de la grasa no tuviese lugar en esos momentos de abundancia, pues les convenía que su cuerpo guardara esos carbohidratos y proteínas adicionales para cuando llegase un mal día. Si se está tratando de almacenar grasa sería una locura que, al mismo tiempo, hubiese alguien que la sacase del lugar de almacenamiento.

Reflexiona al respecto. Por lo general, si tu nivel de insulina está alto, ello es indicativo de que has comido hace poco. Tienes las calorías que necesitas para generar energía. Si hay glucosa extra dando vueltas por ahí, lo pertinente es que se almacene, no que se utilice. Por lo tanto, y para exponerlo en pocas palabras, la insulina no solo ayuda a procesar los carbohidratos, sino que también bloquea la capacidad que tiene el cuerpo de liberar la grasa almacenada.

Si tenemos un metabolismo flexible que funciona con normalidad, el nivel de insulina desciende tan pronto como dejamos de comer. Encontrándose bajo el nivel de insulina, los ácidos grasos libres pueden salir de las células adiposas y llegar a las mitocondrias necesitadas de combustible, que los están esperando con los brazos abiertos. Se le pide al hígado que produzca algunas cetonas que ayuden a alimentar el cerebro hasta la próxima comida. Por desgracia, demasiados de nosotros no tenemos un metabolismo así de flexible en estos tiempos. Comemos demasiado, nuestro nivel de insulina está siempre alto y, como resultado, contamos con muchas reservas de grasa, pero no tenemos forma de liberarlas para que el organismo disponga de ellas.

Esta es la razón por la que te encontrarás con que al empezar a llevar una dieta cetogénica ultrabaja en carbohidratos o alta en grasas, tu metabolismo se ralentizará mucho al principio. Tu nivel de energía se resentirá, tu cerebro estará confuso y te sentirás mal en general. Este estado, al que algunos llaman «gripe cetogénica» o «*blues* de Atkins», es el resultado de unos niveles altos de insulina que impiden que se libere grasa y, en consecuencia, que se produzcan cetonas. Aunque la mayoría de las dietas cetogénicas prometen que el cuerpo comenzará a producir cetonas tan pronto como se restrinja la ingesta de carbohidratos, esto es imposible que ocurra si se tiene resistencia a la insulina. Esta es la razón por la que mi paciente Miranda nunca pudo perder peso con una dieta cetogénica. Como les pasaba a tantas otras personas que han tenido una experiencia frustrante con este tipo de dieta, sus niveles de insulina estaban demasiado altos para que sus células adiposas pudiesen soltar grasa.

Dicho esto, incluso si se tiene resistencia a la insulina es posible hacer la transición a liberar grasas para que el cuerpo las utilice como combustible. En breve te enseñaré cómo hacerlo. Aquí tienes una pista: el secreto está en los mensajes que las cetonas dan a las mitocondrias.

ES HORA DE DESACOPLAR

En la actualidad, muchas personas utilizan, en la lengua inglesa, el término *uncoupling* ('desacoplamiento') para referirse al final de una relación romántica. Pues bien, las mitocondrias tienen su propia forma de «divorciar» la quema de combustible (el metabolismo) de la producción de energía (ATP). Hablemos entonces de *desacoplamiento mitocondrial* (*mitochondrial uncoupling* en inglés). Este desacoplamiento es realmente la clave para descifrar el código keto o cetogénico, y no solo redunda en pérdida de peso, sino que también ofrece otros beneficios, mucho mayores.

Permíteme retomar la analogía del Club Mito para explicar cómo funciona el desacoplamiento. Como ya sabes, este antro es *el lugar* en el que estar, y la fila para entrar se ha vuelto cada vez más larga. El ambiente se está caldeando en el interior y llega el momento en que los protones dejan de estar interesados en acoplarse con las moléculas de oxígeno: quieren irse y probar un nuevo lugar o dar la noche por terminada. El Club Mito solo tiene esa salida en la parte de atrás, y con la multitud que se agolpa ahí, se crea un cuello de botella. Pero entonces alguien abre una de las salidas de emergencia cercanas y los clientes salen corriendo por esa puerta lateral, tan vivificados por su nueva libertad que se dirigen calle abajo para intentar «acoplarse» en algún otro lugar.

Ahora que hay algo más de espacio en el local, la tensión se disipa y los clientes pueden volver a disfrutar. De hecho, los protones y las moléculas de oxígeno ahora tienen espacio para comenzar a acoplarse nuevamente. Además, el portero puede dejar pasar a algunos de los individuos que estaban esperando fuera. Pero en solo unos minutos, el club vuelve a estar repleto. ¿Qué debe hacer el propietario? Tanto los clientes que están muy apretados en el interior como los que están fuera esperando para entrar están insatisfechos. El propietario necesita un nuevo plan de acción.

Con tantos clientes dando vueltas fuera sin nada que hacer, está claro que a la célula le vendría bien tener uno o dos locales (mitocondrias) más para satisfacer la demanda. Entonces acontece el proceso llamado *replicación mitocondrial* o *mitogénesis*.

Bajo ciertas circunstancias, la célula literalmente producirá más mitocondrias para manejar la carga de trabajo (como recordarás, tienen su propio ADN y pueden dividirse cuando lo necesitan, independientemente de lo que esté haciendo el resto de la célula). La mayoría de los expertos te dirán que solo hay dos formas de producir más mitocondrias: ayunar y hacer ejercicio. Pero yo te diré que hay otras maneras de provocar la mitogénesis. Si tenemos las señales correctas, se puede sacar grasa de los almacenes en lugar de ir añadiendo cada vez más.

En definitiva: el dueño del club decide construir más locales, al haber perfeccionado una fórmula exitosa con el Club Mito. Pero para construir estos nuevos locales va a necesitar un préstamo bancario. ¿Y adónde acude para conseguir este tipo de dinero? Puede aprovechar las reservas de grasa para obtener los recursos que necesita para construir los nuevos locales (mitocondrias) y comenzar a producir toda esa energía gratificante nuevamente.

Tal vez estés pensando: «De acuerdo, pero ¿por qué deberían dar sus existencias los almacenes de grasa? ¿No acabas de decir que la mayoría de las personas no pueden disponer de la grasa almacenada debido a la resistencia a la insulina? Aquí hay algo que no encaja». Si has pensado esto, tienes toda la razón. Se necesita la participación de unas proteínas singulares, impulsadas por las cetonas, para abrir esas puertas laterales, promover la mitogénesis y decirles a los almacenes de grasa que abran sus puertas.

UN DESACOPLAMIENTO FAVORABLE A LA SALUD

En 1978, los fisiólogos David Nicholls, Vibeke Bernson y Gillian Heaton, investigadores del Buck Institute for Research on Aging ('instituto Buck de investigación sobre el envejecimiento'), descubrieron que las mitocondrias disponen de «salidas de emergencia» integradas para los distintos actores que participan en la cadena de transporte de electrones. Estas salidas están controladas por las *proteínas desacopladoras*.[3]

En la actualidad se sabe que hay cinco proteínas desacopladoras en total, de la UCP1 a la UCP5. Todas ellas residen dentro de la membrana mitocondrial interna y permiten que los protones salgan, bajo ciertas circunstancias. Como ocurre con los clientes del Club Mito que escapan por la puerta lateral, nuestras mitocondrias pueden permitir que los protones desacoplados abandonen las centrales eléctricas de las células ¡y desperdicien calorías en el proceso!

Las cetonas, y también otras moléculas de las que hablaremos en capítulos posteriores, envían mensajes a las mitocondrias para que abran esas salidas de emergencia (o, lo que es lo mismo, para que desacoplen), de tal manera que produzcan menos ATP del que podrían producir. En el proceso, las mitocondrias llevan a cabo una evitación calórica: literalmente, *desperdician calorías* en lugar de usarlas como combustible.

Quizá te preguntes por qué el hecho de producir cetonas, que conduce a desperdiciar un combustible perfectamente apto, puede ser una buena idea cuando el cuerpo cree que está pasando hambre. No parece lógico, sin duda. Pero como exploraremos próximamente, nuestras mitocondrias *desacoplan para sobrevivir*. Como expuso por primera vez Martin Brand, doctor en Bioquímica y prolífico investigador que estudia los mecanismos de transformación de la energía en el cuerpo humano, el desacoplamiento mitocondrial tiene que ver con la protección de las propias mitocondrias.[4] Además, produce calor a través de un proceso llamado *termogénesis*. Este calor tiene un papel importante para la pérdida de peso, para la vitalidad y para una salud óptima. (Y, en consecuencia, puede explicar por qué los doctores Veech y Cahill estaban tan convencidos de que las cetonas eran una especie de «combustible milagroso»).

¿Estás listo para empezar? En las siguientes páginas te enseñaré cómo aprovechar el desacoplamiento mitocondrial para desperdiciar combustible y mejorar tu estado de salud en el proceso. Desbloquear tus mitocondrias las liberará, y a la vez se irán esos kilos de más que estás intentando perder.

CAPÍTULO 4

EL PODER DEL DESACOPLAMIENTO

Ahora ya sabes por qué el proceso del desacoplamiento mitocondrial puede ayudar a tus células a desperdiciar combustible y a reactivar tu metabolismo en el proceso. De hecho, las investigaciones al respecto han mostrado que en un cuerpo que tiene un
funcionamiento normal, las mitocondrias desperdician alrededor
del treinta por ciento de todo el combustible que entra en ellas.
¡¿El treinta por ciento?! ¿Qué razón podría tener la madre naturaleza para desperdiciar una cantidad tan grande de un combustible
perfectamente apto?

En el terreno de la biología, las cosas no suelen suceder sin
una muy buena razón, y en este caso la madre naturaleza también
sabe muy bien lo que está haciendo. Como mencioné anteriormente, un efecto secundario del desacoplamiento mitocondrial es
la termogénesis o generación de calor. Los animales de sangre caliente como nosotros usamos el desacoplamiento para mantener
la temperatura del cuerpo dentro del rango adecuado. En muchos
animales, este trabajo lo lleva a cabo, específicamente, la denomi-
nada *grasa parda*, que debe su color al hecho de que está repleta de
mitocondrias. La grasa parda tiene, pues, un propósito especial:

producir calor. Hay estudios que han mostrado que lo hace a través del desacoplamiento.[1]

Retomemos la analogía del Club Mito un momento. Hacer ATP requiere trabajar duro. Al ser empujados por la multitud, hay electrones que pueden terminar acoplándose con algunos personajes desagradables, el resultado de lo cual es la creación de especies reactivas de oxígeno (ERO) y radicales libres. Estos tipos desprovistos de escrúpulos pueden acumularse con el tiempo y dañar las mitocondrias. Si se juntase un número suficiente de ellos, podrían destruir completamente el Club Mito o al menos convertirlo en el tipo de establecimiento que nadie quiere frecuentar.

Las salidas de emergencia del Club Mito funcionan de manera muy parecida a la válvula de escape de las ollas a presión. Cuando es posible desacoplar y echar a algunos protones, se libera espacio; se alivia parte de la presión acumulada, para que la situación no se descontrole. Después de todo, la vida animal, incluida la tuya, depende de la existencia de unas mitocondrias sanas y en buen estado de funcionamiento. Por esta razón, cualquier «normativa» relativa a la «construcción mitocondrial» debe requerir no solo que haya esas salidas de emergencia, sino también que haya muchos guardias de seguridad disponibles para aquellas ocasiones en que el ambiente está demasiado cargado.

Recuerda que las salidas de emergencia están ubicadas dentro de la membrana interna de la mitocondria y que los guardias de seguridad son los antioxidantes melatonina y glutatión. Y ahora tal vez pensarás: «Si estos antioxidantes son buenos para las mitocondrias, ¡debería introducir más antioxidantes en mi cuerpo!». Si has pensado esto, no has sido el primero. Durante años creímos que podíamos proteger nuestras mitocondrias de la oxidación tomando algunos antioxidantes, como las vitaminas C y E. Muy fácil, ¿verdad? Ingiere algunos suplementos o adquiere los últimos «superalimentos» y asunto resuelto; tus células ya no podrán sufrir daños. Pero esto no es así, lamentablemente.[2] (Permíteme una pequeña digresión. En 2014 tuve el placer de presentar un trabajo en el Congreso Mundial sobre Aplicaciones de Polifenoles, celebrado en Lisboa [Portugal]. En la apertura de la conferencia, el presidente de la organización, el doctor Marvin Edeas, dirigió estas palabras a los miles de investigadores presentes en el encuentro: «Cualquiera que piense que los polifenoles funcionan como antioxidantes puede irse de la sala ahora mismo. ¡No tengo suficiente tiempo para traer sus conocimientos al siglo veintiuno!». Permanece atento; hablaremos más sobre los polifenoles y sobre cómo influyen en las mitocondrias y las protegen en las próximas páginas).

Si el hecho de «tragarte más guardias de seguridad» no es la solución, ¿qué puedes hacer para proteger esta construcción vital dentro de los bienes raíces celulares? Pues bastante. Aquí es donde los puntos comienzan a conectarse; ahora es cuando se revela que la clave para la salud y el bienestar ha estado oculta a plena vista todo este tiempo. Ahora es cuando se pone de manifiesto lo poderoso que puede ser el desacoplamiento mitocondrial.

El poder de los cuatro fantásticos

Me gusta llamar «los cuatro fantásticos» al cuarteto integrado por las cetonas, el butirato, otros ácidos grasos de cadena corta y posbióticos, y los polifenoles. Todos ellos ejecutan una función desacopladora que contribuye a que las mitocondrias se conserven en un estado excelente. Y permíteme comentar otro efecto genial que tiene este conjunto de moléculas: ¡todas actúan como inhibidores de la histona-desacetilasa! (inhibidores de la HDAC, para abreviar). Es casi un trabalenguas, lo sé, pero no es necesario que recuerdes esta denominación, ni siquiera las siglas. Lo que debes recordar es que todos los miembros de este cuarteto son agentes que combaten el cáncer.

Verás, los cánceres usan las histona-desacetilasas para que les ayuden a desarrollarse y a invadir los órganos y tejidos. Cuando se cuenta con unas moléculas que pueden inhibir esta acción, como los cuatro fantásticos, es posible obstaculizar, o incluso evitar por completo, la expansión de las células cancerosas.

Además de combatir el cáncer, los inhibidores de la HDAC también contribuyen a preservar las mitocondrias: les indican que es el momento de que se protejan, lo cual redundará en la protección de la célula en la que habitan, cuando las cosas se ponen feas.

Como cirujano cardíaco, estudié otro inhibidor de la HDAC: el ácido valproico.[3] Esta molécula increíble protege el corazón y el cerebro durante una parada circulatoria. Cuando hacemos ciertos tipos de operaciones a corazón abierto, tenemos que detener literalmente el corazón y el flujo sanguíneo durante una hora, como máximo, para efectuar las reparaciones necesarias. El ácido valproico, otro desacoplador, asegura que podamos volver a activar el sistema con facilidad.

El ácido valproico también se usa como medicamento anticonvulsivo. Para cerrar el círculo, recuerda que la dieta cetogénica comenzó como un tratamiento para los ataques epilépticos en los niños. ¡Contempla el poder del desacoplamiento mitocondrial! Los cuatro fantásticos, como el ácido valproico, desacoplan para proteger y defender las células, los órganos y el cuerpo en general.

DEMASIADO DE ALGO BUENO

Déjame contarte una historia sobre un medicamento con receta para perder peso que fue consumido por cientos de miles de estadounidenses en la década de 1930. Durante la Primera Guerra Mundial, muchos empleados de plantas de municiones de Francia y Alemania experimentaron un efecto curioso sobre su salud, derivado de su trabajo. A pesar de comer grandes cantidades de alimentos, estos trabajadores parecían ser incapaces de conservar su peso. Todos estaban dolorosamente delgados. Además, al parecer, también tenían fiebre. ¿Qué estaba pasando?

Quienes investigaron la cuestión no tardaron en descubrir que el culpable era el 2,4-dinitrofenol (DNP), un compuesto utilizado para fabricar explosivos. (Fíjate en el componente *fenol* de este compuesto y recuérdalo para más adelante). Los doctores Windsor C. Cutting y Maurice L. Tainter, de la Universidad de Stanford, percibieron una oportunidad y decidieron probar el DNP como tratamiento potencial para la obesidad. Su trabajo mostró que consumir DNP (tragarlo, literalmente) conducía a la misma pérdida de peso significativa observada en los empleados europeos que trabajaban con municiones.[4] En consecuencia, pronto se comercializó como un medicamento milagroso para perder peso. Se recetó a más de cien mil estadounidenses, y a miles de personas más en todo el mundo.[5]

El DNP funcionó. ¡Vaya si funcionó! Las personas que tomaban solo una pequeña dosis podían perder cerca de medio kilo por semana. Con una dosis mayor, algunos pacientes informaban de pérdidas de peso de entre dos y tres kilos a la semana. Era algo increíble. Hubo investigadores que se propusieron saber cómo obraba su magia este medicamento. Se realizaron estudios que mostraron que el DNP aumentaba la tasa metabólica basal de alguna manera, lo cual hacía que los pacientes quemaran más calorías procedentes de los alimentos que consumían, además de quemar calorías procedentes de sus reservas de grasa. El resultado final era que se perdía mucho peso con mucha rapidez.

Parece un fármaco maravilloso, ¿verdad? Incluso tal vez te estés preguntando dónde podrías conseguir una receta. Por desgracia, la historia del DNP no tardó en adquirir tintes siniestros. Cuanto más DNP tomaba la gente, más peso perdía, en efecto... Pero no tardaron en darse muchos casos de fiebre muy alta, problemas de tiroides, cataratas (mucho antes de que existiese la cirugía que las erradica); incluso se produjeron muertes. Los kilos desaparecían, pero las personas enfermaban bastante en el proceso. En 1938, una de las primeras leyes que dictó la Administración de Alimentos y Medicamentos de Estados Unidos (FDA) prohibió la venta del DNP, al considerar que era una amenaza para la salud pública. Los doctores Cutting y Tainter no tenían forma de saber cómo actuaba. Los investigadores no supieron por qué era tan peligrosa la pérdida de peso impulsada por el DNP hasta que Peter Mitchell, bioquímico ganador del Premio Nobel, descubrió los mecanismos de producción de ATP, hacia el final de la década de 1970. Resultó que el DNP fue el primer desacoplador mitocondrial potente de uso oral que se descubrió.

EN BUSCA DE UN EQUILIBRIO

Casi puedo oír tus palabras: «¡Un momento! Dados los terribles efectos secundarios del DNP, ¿debería querer que mis mitocondrias desacoplaran? Lo de perder algo de peso me parece genial, pero no me interesan esas otras consecuencias para la salud. Tal vez fomentar este tipo de evitación calórica en mis mitocondrias sea contraproducente. ¿No deberíamos querer producir más energía, en lugar de menos?».

En el libro *The Energy Paradox* me refiero a la *regla Ricitos de Oro* en relación con la energía: no nos conviene demasiada ni demasiado poca cantidad de cualquier sustancia que estrese el cuerpo, sino solo la cantidad «justa».* Probablemente puedas adivinar en qué categoría se inscribe una dosis alta de DNP si aplicamos esta regla: en la de demasiada cantidad. La regla Ricitos de Oro es para mí la expresión de la hormesis, el proceso biológico por el cual una sustancia aparentemente dañina puede ser beneficiosa en pequeñas dosis. ¿Y si aquello que normalmente consideramos que son factores estresantes, como el ayuno limitado, el calor y el frío, conducen al desacoplamiento mitocondrial en realidad? Esto podría explicar lo paradójicos que son sus efectos y por qué los desacopladores mitocondriales pueden alargar el tiempo de vida de los organismos.[6]

Examinemos la regla Ricitos de Oro en el contexto del Club Mito. Al abrir las salidas de emergencia, el club pudo neutralizar una situación potencialmente explosiva que podría haber conducido al cierre definitivo del local. Claramente, el desacoplamiento fue beneficioso. Pero —y este es un gran pero— a menos que se tenga una forma de compensar el hecho de que haya menos clientes, el negocio puede acabar por tener un problema a largo plazo.

La medida compensatoria tiene que ser construir más locales, es decir, hacer más mitocondrias. Si no se crean más mitocondrias y el combustible se desperdicia sin más, no hay manera de que se pueda mantener la producción de ATP que el organismo necesita para sobrevivir, no digamos ya para prosperar. Este era el problema que presentaba el DNP: fomentaba el desacoplamiento mitocondrial, pero no ayudaba a las personas a producir más mitocondrias. Perder energía a través de la evitación calórica sin tener otra forma de generar más energía es una fórmula magnífica para obtener

---

* N. del T.: Ricitos de Oro es la protagonista del cuento *Ricitos de Oro y los tres osos*. Llega a una casa en la que viven tres osos de distinto tamaño: papá oso, mamá osa y el osezno, que en esos momentos no están. Prueba varias comidas, sillones y camas, y finalmente siempre acaba prefiriendo las opciones correspondientes a mamá osa, es decir, las intermedias: ni demasiado grandes ni demasiado pequeñas, ni demasiado duras ni demasiado blandas, etc.

un desastre, como descubrieron muchos consumidores del DNP cuando ya era demasiado tarde.

PERO ¿Y LAS CETONAS?

«Muy bien –podrías decir–. Me has convencido de que el DNP es una idea terrible, si bien nos muestra lo que puede hacer el desacoplamiento con el objetivo de perder peso. Necesito encontrar formas de que mis mitocondrias desacoplen y, al mismo tiempo, enviar señales a mis células para que produzcan más de estas centrales eléctricas. ¿Cómo puedo lograrlo?». Si has pensado en las cetonas, has dado en el clavo.

Ya he explicado que las cetonas no son el combustible milagroso que muchos afirman que son, y que pueden hacer que las mitocondrias desacoplen. Pero también participan en otro proceso vital: la mitogénesis. Así es: las cetonas envían señales a las mitocondrias no solo para darles la instrucción de que comiencen a desperdiciar calorías y ralenticen la producción de ATP, sino también para que se repliquen y puedan dar abasto.

Repasemos los aspectos básicos. El hígado produce cetonas a partir de los ácidos grasos libres cuando el cuerpo está pasando hambre, es decir, cuando la ingesta de alimentos no proporciona suficiente glucosa para generar energía. Las cetonas no reemplazan completamente este combustible. Más bien envían una señal a las mitocondrias para que desacoplen, con lo cual generan *menos* energía, incluso cuando los recursos son escasos. ¿Por qué querría cualquier organismo desperdiciar de esta manera un combustible valioso, en medio de la incertidumbre en cuanto a las próximas fuentes de alimentación?

Es otra paradoja más, ingeniosa en su simplicidad. En situaciones extremas, lo único que vale la pena salvar son las mitocondrias.

El cuerpo puede sufrir muchas pérdidas en el frente celular, pero si todas las mitocondrias mueren, todo el organismo se quedará sin energía. Y sin energía no hay vida. Por lo tanto, cuanto más tiempo permanezca el cuerpo en cetosis, más trabajarán las mitocondrias para salvarse. ¿Que los músculos anhelan recibir energía?:[7] ¡las mitocondrias tienen otros problemas de los que ocuparse! En lugar de atender a los músculos, utilizarán toda la energía disponible para replicarse; irán añadiendo trabajadores a la cadena de montaje para mantenerse al día con la producción de ATP y, al mismo tiempo, evitar sufrir daños. Y lo harán desperdiciando combustible.

Sin embargo, la regla Ricitos de Oro también se aplica en esta situación. Lamentablemente, como aprendió un buen amigo mío, médico osteópata, mientras experimentaba con una versión extrema de la dieta cetogénica (las veinticuatro horas del día, los siete días de la semana, los trescientos sesenta y cinco días del año), las mitocondrias pueden protegerse *demasiado* y, en el proceso, no lograr producir las proteínas necesarias para los músculos. Al permanecer en cetosis tanto tiempo, los músculos de este amigo se desgastaron en gran medida; este es un problema de salud conocido como *sarcopenia*, y conviene evitarlo.

Pero ¿y si se pudieran experimentar los beneficios de la dieta cetogénica eludiendo los inconvenientes? ¿Y si se pudiera encontrar una manera de que las mitocondrias desacoplasen, con la consiguiente pérdida de calorías, sin tener que forzarse a llevar una dieta que requiere que el ochenta por ciento de lo ingerido sean grasas? ¿Y si no fuese necesario encontrarse en estado de cetosis las veinticuatro horas del día de los siete días de la semana, para lo cual hay que esforzarse muchísimo? Dado que la cetosis es una forma tan efectiva de perder peso, ¿no te interesaría beneficiarte de ella si pudieses evitar los aspectos desagradables y perjudiciales mencionados?

Pues bien, tienes la opción de hacerlo, indiscutiblemente. Busca lo que tienen en común los siguientes elementos:

- Cetonas.
- Ayuno de más de doce horas.
- Aceite TCM.
- Vino tinto.
- Queso de cabra.
- Fibra alimentaria.
- Alimentos fermentados.
- Café o té.
- Vinagre.

- Cúrcuma.
- Inmersiones en agua helada.
- Saunas calientes.
- Granos de soja.
- Vitamina D.
- Vitamina K_2.
- Selenio.
- Exposición a la luz roja.

Probablemente ya tengas la respuesta. Todos estos elementos son o producen moléculas señalizadoras que dan a las mitocondrias la instrucción de que desacoplen. Las cetonas les dicen a las mitocondrias que entren en modo de reparación y se mantengan saludables y funcionales, al igual que el vino tinto y la luz infrarroja. Todas estas influencias y sustancias tan diferentes pueden activar el desacoplamiento mitocondrial.

Llevamos demasiado tiempo afirmando que las cetonas son un supercombustible eficiente que nos ayuda a quemar grasa. Esto no es así. Paradójicamente, los doctores Owens y Cahill, padres de la teoría moderna de las cetonas, lo demostraron hace décadas. Lo que se ha puesto en evidencia en la actualidad es que las cetonas son, ante todo, moléculas señalizadoras que llevan a las mitocondrias mensajes determinantes sobre lo que deben hacer y cuándo deben hacerlo. Esta señalización es muy importante. La razón de ello es que cuando las mitocondrias están sobrecargadas de trabajo o estresadas, las ERO pueden dañarlas. Con los mensajes que mandan, las cetonas pueden ayudar a (a) evitar que se produzca el daño, (b) iniciar la reparación de cualquier daño existente y (c) hacer que las mitocondrias se repliquen para que haya más entre las que repartir el trabajo.

En pocas palabras: actualmente sabemos que es posible beneficiarse de todas las ventajas de las dietas cetogénicas –conseguir perder peso y mejorar la salud– al promover el desacoplamiento mitocondrial, la mitogénesis y la reparación de las mitocondrias. ¡Se pueden obtener todos los beneficios de una dieta restrictiva baja en carbohidratos y alta en grasas sin sufrir ninguna de las complicaciones (y comiendo menos grasas poco apetecibles)! Realmente, el desacoplamiento mitocondrial es la clave que puede ayudarnos a descifrar por fin el código keto.

La clave del antienvejecimiento

La mayoría de las teorías sobre las formas en que el cuerpo decae con la edad se centran en la idea del daño mitocondrial: después de estar muchas décadas produciendo ATP, las mitocondrias acaban por encontrarse tan dañadas que o bien «se jubilan» o, peor aún, hacen que la célula en la que están viviendo explote literalmente, un proceso biológico conocido como *apoptosis*. Pero ¿y si hubiera una forma de combatir el envejecimiento al ayudar a las mitocondrias a vivir mejor y durante más tiempo?

Cada una de las mitocondrias presentes en el cuerpo contiene una coenzima llamada *nicotinamida adenina dinucleótido* (NAD+). Explicado de forma sencilla, usando la terminología del béisbol, la NAD+ actúa como el segunda base en una jugada doble dentro de la cadena de transporte de electrones. Imagina un partido de béisbol en el que hay un jugador en la primera base. Cuando el siguiente jugador golpea la pelota (la cual representa un electrón), el parador en corto la atrapa y la lanza enseguida al segunda base, para que pueda eliminar al primer jugador. Rápido como un rayo, el segunda base la lanza después al primera base, para conseguir un segundo *out* para el equipo. Este segunda base molecular (NAD+) es la pieza clave en este doble juego; hace que la pelota-electrón se desplace entre las bases con rapidez. En las mitocondrias no hay *outs* (jugadores eliminados), por supuesto, pero el desplazamiento de los electrones de aquí para allá contribuye a que se genere más energía. Es probable que esta sea la razón por la que varios estudios han mostrado que cuanta más NAD+ tengamos en las mitocondrias, más tiempo viviremos. Como ocurre en el béisbol, cuanto mejor sea el segunda base, más jugadas dobles podrá hacer su equipo y más victorias acumulará. Al fin y al cabo, gozar de un envejecimiento saludable depende de que se produzcan este tipo de victorias. Pero la cantidad de NAD+ se reduce a medida que envejecemos.

Ahora bien, se sabe que las cetonas preservan las moléculas NAD+, tan vitales. El doctor David Sinclair, buen amigo mío y codirector del Centro Paul F. Glenn para la Biología del Envejecimiento de la Facultad de Medicina de Harvard, ha contribuido a poner en evidencia el papel fundamental que tiene la NAD+ en nuestro metabolismo.[8] Su trabajo ha mostrado que las cetonas, así como el resveratrol (un polifenol que se encuentra en alimentos que van desde los pistachos hasta el vino tinto), pueden activar una familia génica especial, las sirtuinas. Estos genes son reguladores metabólicos y ayudan a que las mitocondrias no sufran daños, lo cual consiguen, como habrás adivinado, provocando el desacoplamiento mitocondrial, entre otras acciones. Con ello, también ayudan a preservar las reservas de NAD+. Por lo tanto, los polifenoles y las cetonas no solo inducen el desacoplamiento mitocondrial, sino que también promueven la longevidad y ayudan al cuerpo a conservar la NAD+ activando los genes sirtuinas.[9]

Pero esto no es todo. Los posbióticos, esas moléculas señalizadoras producidas en el intestino, también pueden preservar la NAD+ y desencadenar el desacoplamiento mitocondrial.[10] En realidad, todo aquello que estimule a las bacterias intestinales a producir ácidos grasos de cadena corta (AGCC) como el butirato y el acetato, ya sea a través del consumo de fibra, alimentos fermentados o alimentos ricos en polifenoles, tiene el poder de inducir el desacoplamiento mitocondrial a través de la producción de AGCC. Estos, a su vez, también envían señales a los genes sirtuinas para que se pongan a trabajar.

Un dato curioso: hay estudios que han mostrado que las personas que viven hasta una edad extremadamente avanzada, a la vez que logran evitar las enfermedades comunes del envejecimiento, itienen muchas mitocondrias en las que se ha producido el desacoplamiento![11]

¿Percibes un patrón? Como dije antes, el poder del desacoplamiento mitocondrial estaba oculto a plena vista, y nos ha llevado algo de tiempo juntar todas las piezas del rompecabezas. El resultado es bueno, pues implica que tenemos a nuestra disposición varias herramientas diferentes para ayudar a promover la buena salud a lo largo de la vida.

CAPÍTULO 5

LOS FACTORES CLAVE DEL CÓDIGO KETO

M uchos devotos del enfoque keto (y yo no era uno de ellos) te dirán que los efectos de la dieta se deben absolutamente a la restricción estricta de la ingesta de carbohidratos. Sin embargo, si echas un vistazo a los alimentos que se permiten en mi programa de tratamiento intensivo cetogénico de *La paradoja vegetal*, encontrarás muchos carbohidratos interesantes y muchísimos polifenoles. Habiendo atendido a pacientes durante más de veinte años, sabía que mi programa keto funcionaba muy bien a pesar de contener una gran cantidad de carbohidratos, pero no acababa de tener claro a qué se debía este éxito. En la actualidad, tras haber estudiado más el poder del desacoplamiento mitocondrial, sé que hay una variedad de compuestos que pueden señalar a las poderosas centrales eléctricas celulares que es hora de desacoplar y prosperar, ¡y yo había recomendado la mayoría de ellos! Es más: no todos estos elementos clave son de tipo alimentario. Entonces, ¿cuáles son los mecanismos más poderosos que ayudan al cuerpo a desbloquear la dinámica de reparación y pérdida de calorías en las fábricas de energía celular? La verdad es que si estás al tanto de las últimas tendencias en cuanto al bienestar, es posible que algunas de las intervenciones que presentaré te resulten familiares. De hecho, se sabe desde hace tiempo que muchas de ellas benefician la salud. Pero lo que no sabíamos, hasta ahora, era cómo o por qué tienen este efecto.

A continuación voy a exponer los factores clave que activarán el poder que tienen tus mitocondrias de mejorar tu vida.

FACTOR CLAVE N.º 1: EL AYUNO INTERMITENTE O ALIMENTACIÓN CON RESTRICCIÓN DE TIEMPO

Hay muchos artículos y libros que indican que ayunar —abstenerse de comer durante un cierto período de tiempo— es una cura milagrosa para casi cualquier dolencia. Muchos de estos recursos también dicen que cuanto más tiempo puedas ayunar, mejor estarás. Sin embargo, actualmente sabemos que el ayuno prolongado presenta muchos inconvenientes, desde la disminución del nivel de energía hasta la liberación de metales pesados y otras toxinas por parte de las células adiposas; también el deterioro muscular. Aunque ayunar durante períodos largos puede ser perjudicial, es poco probable que el hecho de abstenerse de comer durante un día o dos implique algún daño para las personas sanas. De hecho, hay buenas razones por las que ayunar, al menos durante períodos cortos, pero las interpretaciones de la mayoría de los expertos relativas a cómo ayunar y por qué hacerlo han sido desacertadas.

Por otro lado, las investigaciones sobre la restricción calórica han llegado a unas conclusiones claras: muchos estudios han demostrado que reducir el número de calorías diarias ingeridas entre un veinticinco y un treinta por ciento puede alargar la cantidad de tiempo que los animales viven libres de enfermedades y también su tiempo de vida total. Esto es aplicable a todo tipo de organismos vivos: los estudios centrados en levaduras, en moscas de la fruta y en ratas han llegado todos a la misma conclusión. Pero durante décadas los científicos no pudieron explicar *por qué* la restricción calórica es tan beneficiosa para la salud.

A partir de la década de 1980, dos estudios famosos cuyos sujetos fueron monos *rhesus* (nuestros primos primates) compitieron para llegar al fondo de cómo obraba su magia la restricción calórica. El primero fue realizado por el Instituto Nacional sobre el Envejecimiento estadounidense (NIA, por sus siglas en inglés), la rama de la investigación sobre el envejecimiento de los Institutos Nacionales de Salud.[1] El segundo lo dirigieron investigadores de la Universidad de Wisconsin (UW).[2] Ambos estudios abarcaron más de treinta años y compararon el tiempo de vida con salud y el tiempo de vida total de dos grupos de monos que llevaron una alimentación un poco diferente.

En cada una de estas instituciones, los investigadores hicieron que un grupo de monos llevara una alimentación que implicaba consumir un treinta por ciento menos de calorías. El segundo grupo era el de control, y no se le restringió la comida. Como era de esperar, los animales que habían consumido menos calorías vivieron mucho más tiempo con salud, pero solo uno de estos dos grupos (el de la UW) vivió más tiempo que los grupos de control. ¿Por qué vivió más tiempo uno solo de los grupos sometidos a restricción calórica?

Cuando se publicaron los resultados del estudio en 2012, muchos otros investigadores y yo planteamos la hipótesis de que si bien se proporcionó la misma cantidad de calorías a los dos grupos sometidos a restricción calórica, la fuente de esas calorías explicaba los distintos resultados. A los monos de la UW se les proporcionó una alimentación relativamente rica en sacarosa (o azúcar de mesa, compuesto por glucosa y fructosa a partes iguales) y rica en grasas. Al grupo del NIA, sin embargo, se le suministró una alimentación con más fibra y proteínas, y menos azúcar y grasas. (Independientemente de estas diferencias, ambos grupos de monos recibieron el sesenta por ciento de sus calorías de los carbohidratos). Dado que solo los animales de la UW vivieron más tiempo, argumenté que ello podía ser consecuencia del menor contenido en proteínas de sus alimentos. Los investigadores David Raubenheimer y Stephen Simpson, de la Universidad de Sídney, expusieron el mismo argumento en su libro *Eat Like the Animals* [Come como los animales]. Otros, sin embargo, interpretaron los datos de otras maneras. Algunos plantearon que los efectos en la duración de la vida podrían atribuirse a diferencias de edad (los animales del NIA eran, en general, un poco más jóvenes que los de la UW cuando se inició el experimento). Otros postularon que la longevidad de los monos de la UW podría atribuirse al hecho de que sus alimentos estaban más procesados, ya que la comida que consumieron los monos de esta institución, contrariamente a los monos del grupo del NIA, estaba «purificada» (esto significa que contenía ingredientes más refinados, con pocos conservantes o aditivos químicos no nutritivos o ninguno).

El doctor Rafael de Cabo, científico de los Institutos Nacionales de Salud estadounidenses, se propuso llegar al fondo de la cuestión de la restricción calórica en relación con la duración de la vida y encontrar la respuesta definitiva.[3] Tenía la idea de que la restricción calórica por sí sola no era responsable de la mayor longevidad de los monos, sino que lo era más bien el tiempo de restricción alimentaria. Para poner a prueba esta idea, De Cabo tomó unos trescientos ratones (doscientos noventa y dos, para ser exactos) y los separó en seis grupos. Tres de esos grupos recibieron la alimentación que se había dado en la UW: alta en sacarosa, alta en grasas y baja en proteínas. Los otros tres recibieron la alimentación que se había proporcionado en el NIA. Además de esto, se introdujeron variaciones en *los tiempos* de ingesta.

Presta atención a lo que sigue, porque es importante: dos de los grupos podían acceder a sus alimentos las veinticuatro horas del día. Podían comer cada vez que les apeteciese (la comida de uno de los grupos era la de la UW y la del otro grupo era la del NIA). Los siguientes dos grupos tenían restringidas las calorías (de nuevo, la restricción era del treinta por ciento) y solo se les permitía comer una vez al día, a las tres de la tarde. Por lo tanto, el lapso de tiempo en el que podían comer cada día era mucho más breve. Los dos últimos grupos obtuvieron la cantidad total de calorías, como los dos primeros, pero solo podían comer a las tres de la tarde, como los dos segundos grupos.

¿Puedes adivinar lo que descubrió el doctor De Cabo?

Los grupos que podían acceder a la comida las veinticuatro horas picaban todo el día y toda la noche, cada vez que tenían ganas. El grupo sometido a restricción calórica, sin embargo, engullía sus comidas a toda prisa. No es sorprendente; si tuvieras un treinta por ciento menos de comida todos los días y te llegara toda de una vez como una ración diaria, probablemente tú también la engullirías muy rápido. Como era de esperar, los animales que tenían restringidas las calorías comían con entusiasmo; entre estos, los que recibieron la alimentación de la UW (alta en sacarosa y en grasas) comieron más deprisa y terminaron su ración en una hora. En cuanto a los dos últimos grupos de animales, los ratones que tenían restringido el tiempo pero no las calorías terminaban su comida en unas doce horas y ayunaban durante el resto del día. (Es preciso señalar que doce horas sin comer es mucho tiempo para un ratón).

¿Y a qué grupo de animales le fue mejor en cuanto a la salud y la longevidad? Bueno, solo cuatro de los seis grupos presentaron evidencias de flexibilidad metabólica, lo que significa que sus mitocondrias podían pasar de quemar glucosa a quemar ácidos grasos en un instante. Entre estos grupos no se encontraban los que comían todo el día. Los grupos que manifestaron flexibilidad metabólica fueron los que tenían restringidas las calorías y el tiempo de ingesta, es decir, los que ayunaban durante largos períodos.

Y he aquí la primera sorpresa: no importaba si los ratones tomaban la comida de la UW o la del NIA. (¿Estáis prestando atención los hinchas de las dietas cetogénicas?). Tampoco era relevante si estaban sometidos a restricción calórica o si consumían la cantidad total de calorías diarias. Todo lo que importaba era que *el lapso de la ingesta estuviera condensado*. Estos animales tenían unas mitocondrias a las que no les costaba dejar de usar un combustible para usar otro, lo cual fomentaba su salud y bienestar general.

En cuanto al tiempo de vida, el doctor De Cabo observó una tendencia similar. Los ratones sometidos a restricción calórica vivieron casi un treinta por ciento más de tiempo que los que habían estado comiendo las veinticuatro horas. Esto no es sorprendente, pero vale la pena señalar que, una vez más, la composición de las comidas no dio lugar a ninguna diferencia en absoluto. Con respecto a los ratones a los que se restringió el tiempo de la ingesta, vivieron un once por ciento más de tiempo que los que estuvieron picando todo el día. Además, el cerebro y el resto del cuerpo de los ratones que habían comido dentro de lapsos de tiempo restringidos tenían menos betaamiloide, la proteína que se acumula formando la placa asociada con el alzhéimer y la demencia.

Ahora estarás pensando: «Muy bien, ¡es hora de que reduzca mi consumo de calorías en un treinta por ciento, y así podré vivir para siempre!». Pero toma en consideración el hecho de que los ratones sometidos a restricción calórica comieron su escasa porción de comida rápidamente y estuvieron en ayunas durante la mayor parte del día. Aquellos a los que se restringió el tiempo obtuvieron todas esas agradables y jugosas calorías durante un período más largo, pero también vivieron largos períodos de ayuno. Un aumento del tiempo de vida del once por ciento no es un mal resultado. En los humanos, esto probablemente se traduciría en vivir bien durante diez años adicionales. Por lo tanto, recuerda esto: De Cabo descubrió que el período de tiempo durante el cual los animales no comían era más importante para la salud que la composición de sus comidas.

Por supuesto, las personas no son ratones, pero se han documentado los mismos efectos en estudios con sujetos humanos. En un estudio italiano reciente, los investigadores hallaron que un régimen de alimentación restringida en el tiempo, particularmente en combinación con una dinámica regular de ejercicio, dio lugar a muchos de los mismos beneficios en cuanto a la salud que los que documentó el doctor De Cabo en su estudio.[4]

Los investigadores reclutaron a dos grupos de deportistas saludables como sujetos de este estudio. Ambos grupos consumieron la misma cantidad de calorías diarias en total. Uno de los grupos comió según el horario habitual: una comida a las ocho de la mañana, otra a la una de la tarde y otra a las ocho de la tarde. Por lo tanto, el período de ingesta era de doce horas. El segundo grupo consumió las mismas tres comidas dentro de un período de siete horas: a la una de la tarde, a las cuatro y a las ocho. Los deportistas que comieron dentro del lapso de tiempo restringido no solo perdieron grasa y ganaron masa muscular, sino que los investigadores también constataron una disminución de la hormona llamada *factor de crecimiento similar a la insulina* (IGF-1), la cual impulsa el proceso de envejecimiento. Los deportistas que comieron dentro del lapso de doce horas no experimentaron ninguno de estos beneficios, a pesar de comer *exactamente la misma cantidad de calorías*. Las calorías fueron las mismas, pero los resultados fueron diferentes. ¡Demasiado para que pudiese justificarlos la teoría de las calorías entrantes y salientes de la pérdida de peso!

Entonces, la pregunta pasó a ser: ¿cuál es el secreto de la alimentación circunscrita a unos lapsos de tiempo controlados? Aquí es donde entran en juego nuestras amigas las cetonas. El hecho de que el período de ayuno sea más largo obliga al hígado a producir más cetonas, que a su vez les indican a las mitocondrias que se vuelvan más resilientes, fuertes y saludables, al desperdiciar combustible, multiplicarse y autorrepararse a través del desacoplamiento. Cuanto más se reduzca el período de las ingestas, más tiempo estarán expuestas las mitocondrias a las cetonas y a los efectos del desacoplamiento mitocondrial y mayores serán los beneficios para la salud. La noticia de última hora en relación con todo esto es que no es necesario llevar una alimentación cuyo contenido en grasas sea del ochenta por ciento para perder peso y mejorar el tiempo de vida con salud y el tiempo de vida total.

Las reservas de glucosa (glucógeno) duran unas doce horas. A partir de ese punto, más o menos, el cuerpo empieza a liberar ácidos grasos de las reservas de grasa, algunos de los cuales se dirigen al hígado para que los convierta en cetonas. Si la persona tiene unos niveles de insulina normales (lamentablemente, esto no es así en el caso de la mayoría de los estadounidenses), es normal, en el transcurso de un día de veinticuatro horas, entrar y salir del estado de cetosis: se quema azúcar (glucosa) como combustible y luego, después de un período de ayuno de doce horas, se producen cetonas, las cuales no constituyen un nuevo tipo de supercombustible, como se creía, pero sí indican a las mitocondrias que ha llegado el momento de desacoplar.[5]

Lo que es interesante aprender de todo esto no es que el ayuno tiene efectos positivos para la salud, pues esto lo sabemos desde hace milenios. Lo que espero que retengas es que lo más importante para tener un metabolismo saludable no es *lo que* se come, sino *cuándo* y *durante cuánto tiempo* se come. Por eso les recomiendo a mis pacientes que traten de ayunar durante períodos de dieciséis horas por lo menos. Esto le da al cuerpo tiempo suficiente no solo para agotar el glucógeno, sino también para liberar ácidos grasos libres y empezar a producir esos compuestos milagrosos que dan instrucciones a las mitocondrias: las cetonas.

Una advertencia antes de que decidas comer un pastel de chocolate entero como única comida del día. Obviamente, todos los ratones incluidos en el estudio del doctor De Cabo terminaron muriendo, pero es fascinante el hecho de que los que llevaron la alimentación alta en sacarosa y en grasas de la UW tendieron más a morir de cáncer de hígado que por cualquier otra causa. Si bien los beneficios a gran escala derivan de un período de alimentación comprimido, es mejor que lo que comas sean alimentos saludables e integrales, pues proporcionarán unos beneficios en el desacoplamiento que se sumarán a los derivados de restringir el marco temporal de la ingesta.

FACTOR CLAVE N.º 2: LOS POLIFENOLES

¿Recuerdas que te pedí que repararas en que el término *2,4-dinitrofenol* (o DNP, ese fármaco milagroso para bajar de peso de las décadas de 1930 y 1940) contiene el lexema *fenol*? Hay un motivo para ello, y es este: muchos expertos en materia de salud se apresurarán a decirte que los polifenoles —palabra que significa 'muchos fenoles'; son los compuestos especiales de micronutrientes concentrados en las hojas, las frutas y las semillas de las plantas— tienen efectos de antienvejecimiento al proteger las células de la oxidación.[6] Es posible que también hayas oído que pueden estimular a los vasos sanguíneos a permanecer flexibles, con el resultado de que la presión arterial se mantiene en un rango saludable y la inflamación se reduce. También hay multitud de historias sobre cómo los polifenoles controlan los niveles de azúcar en sangre y modulan la liberación de insulina;[7] por no mencionar las afirmaciones relativas a que los polifenoles protegen contra el cáncer, el alzhéimer, el deterioro cognitivo y la inflamación neurológica, o evitan que las células sufran daños.[8] La lista es bastante larga, ¿verdad?

Lo creas o no, todas estas historias son ciertas. He publicado múltiples estudios realizados con sujetos humanos en los que se observaron estos efectos. Los polifenoles realmente ofrecen todos estos beneficios aparentemente mágicos. Pero estos efectos no tienen nada que ver con los antioxidantes, sino que se deben a que los polifenoles inducen el desacoplamiento mitocondrial.[9]

Los polifenoles se pueden encontrar a lo largo y ancho del reino vegetal. Están concentrados en alimentos que van desde el café y el té hasta el cacao, las bayas, las granadas, las uvas de color oscuro, las espinacas, la col rizada, la col lombarda, los cereales y muchas hierbas y especias con propiedades medicinales. Básicamente, es probable que cualquier alimento de origen vegetal de color oscuro o brillante esté repleto de polifenoles (he incluido una lista de fuentes habituales de estos compuestos en la página 166). Varios suplementos populares, como el extracto de semillas de uva y el pycnogenol (extracto de corteza de pino marítimo), también contienen polifenoles.

Las plantas usan los polifenoles para evitar que sus cloroplastos (la versión vegetal de las mitocondrias) sufran daños, especialmente los que podría provocar la luz solar. Observa el paralelismo: las plantas necesitan la luz del sol para que sus cloroplastos produzcan energía. Las mitocondrias humanas necesitan oxígeno para el mismo propósito. Y, sin embargo, tanto la luz solar como el oxígeno dañan estos orgánulos.[10] ¿Cómo mitigan este daño las plantas? Diez puntos si has dicho «por medio del desacoplamiento, provocado por la acción de los polifenoles».

A pesar de los grandes beneficios para la salud relacionados con los polifenoles, la mayoría de estos compuestos no están biodisponibles con facilidad (al cuerpo no le resulta fácil utilizarlos cuando los ingerimos). Nuestro intestino delgado solo puede absorber alrededor del diez por ciento de los nutrientes polifenoles que consumimos. Pero los que no son absorbidos inducen sus propios beneficios: actúan como prebióticos en el intestino, donde alimentan a los microbios beneficiosos que promueven la buena salud. Nuestros amigos intestinales engullen estos compuestos y los convierten en modalidades más absorbibles. En el proceso, también generan posbióticos (las moléculas señalizadoras que desbloquean las mitocondrias).[11]

La mayoría de los alimentos de origen vegetal contienen más de un tipo de polifenoles. De hecho, en fechas recientes los científicos han identificado miles de compuestos diferentes que pertenecen a esta categoría, los cuales han subdividido en cuatro grupos principales: flavonoides, ácidos fenólicos, lignanos y estilbenos. Los flavonoides (los pigmentos vegetales de colores brillantes como la quercetina, las antocianinas, el kaempferol y las catequinas) se encuentran en alimentos como las cebollas, el chocolate negro y la col lombarda, por nombrar solo algunos. Los ácidos fenólicos y los estilbenos se hallan en muchas frutas y verduras. Los lignanos se encuentran en semillas como las de lino y las de sésamo. Las frambuesas contienen un polifenol diferente llamado ácido elágico, mientras que la cúrcuma que tienes en la alacena de las especias obtiene su color tan intenso de la curcumina. El tipo de polifenol, y su cantidad, varían de un alimento a otro, y también pueden cambiar según el lugar donde crece la planta, su grado de madurez y la forma de preparar el alimento. En cualquier caso, cuantos más polifenoles consumas, mejor para ti.

Vale la pena mencionar que las aceitunas y el aceite de oliva se consideran unos alimentos muy saludables no solo por la grasa monoinsaturada (el ácido oleico) que contienen, sino también porque están repletos de polifenoles que, como has adivinado, les dicen a las mitocondrias que desacoplen. Por ejemplo, uno de estos polifenoles, el hidroxitirosol (HT), es considerado uno de los factores clave responsables de los muchos beneficios que presenta para la salud la dieta mediterránea. Las investigaciones centradas en el extracto de aceite de oliva han mostrado que el HT probablemente previene las enfermedades cardiovasculares y otras enfermedades del envejecimiento al estimular la mitogénesis, un resultado que, como recordarás, también se obtiene con el desacoplamiento mitocondrial.[12]

Sería una negligencia por mi parte no mencionar un efecto más de los polifenoles. ¿Alguna vez has notado que una taza de café o té, incluso helada, te ha hecho sentir acalorado? ¡Sorpresa! Los polifenoles de estas bebidas, así como la cafeína que contienen, hacen que tus mitocondrias desacoplen, lo cual genera calor.[13] ¿Y qué podemos decir de las sensaciones de calor que experimentas después de una copa de vino tinto, una cerveza helada o una margarita? Los polifenoles de estas bebidas alcohólicas, así como el propio alcohol, son desacopladores.[14]

Grasa de tres colores: blanca, parda y *beige*

Ya que estamos hablando tanto de los desacopladores, vale la pena que examinemos más de cerca nuestro tejido adiposo (nuestra grasa corporal). Hay dos tipos principales de tejido adiposo: el pardo y el blanco. Este último almacena la mayoría de las calorías que nos sobran. En cuanto al tejido adiposo pardo (ya me he referido a él con anterioridad), es responsable de un proceso llamado *termogénesis sin temblor*, el cual ayuda a producir calor.

Hace mucho tiempo, me enseñaron que el papel de la grasa parda era permitir que los bebés y los pequeños mamíferos produjesen calor quemando más calorías, en lugar de producir este calor tiritando, con el fin de adaptarse mejor a las temperaturas frías. De hecho, hace algunas décadas, la mayoría de los investigadores te habrían dicho que la grasa parda desaparece misteriosamente al acercarnos a la adultez. Sin embargo, hace diez años, mis colegas hicieron un descubrimiento asombroso: los humanos adultos retienen depósitos de grasa parda, principalmente debajo del cuello y alrededor de las clavículas. Es más: la grasa parda presenta actividad metabólica, pues está llena de mitocondrias a más no poder. La grasa blanca, en comparación, no suele contener muchas mitocondrias.

Es probable que hayas adivinado adónde quiero llegar. La grasa parda genera calor porque quema más calorías que la grasa blanca. ¿O debería decir que *desperdicia* más calorías?, pues las mitocondrias de la grasa parda desacoplan y generan calor en el proceso.

Si bien gran parte de los debates sobre la grasa en los campos de la nutrición y la salud están centrados en las variedades blanca y parda, hay un tercer tipo de grasa: la *beige*. Esencialmente, se trata de grasa blanca que está empezando a transformarse en grasa parda (de ahí que se la denomine «*beige*»). Hay estudios que han mostrado que cuantas más células de grasa *beige* tengamos, menor será nuestro índice de masa corporal (IMC). ¿Cómo lo hace esta grasa para obtener su color característico y fomentar un peso más saludable? Ya sabes lo que voy a decir: tiene más mitocondrias, imitocondrias que pueden desacoplar!

Un dato curioso: los polifenoles pueden ayudar a convertir la grasa blanca en grasa *beige*. Compuestos como la curcumina —que se encuentra en la cúrcuma, una especia de color amarillo brillante—[15] y la berberina[16] —un polifenol que se puede encontrar en la raíz de uva de Oregón, el agracejo y el sello de oro— pueden ayudar a transformar la grasa blanca en grasa parda y *beige*.

La cantidad de grasa parda que haya en tu cuerpo puede decirle mucho a un médico sobre tu estado de salud; ya he mencionado el IMC. En un estudio en el que se incluyó a cincuenta y dos mil pacientes del Memorial Sloan Kettering Cancer Center, los investigadores hallaron que los pacientes que tenían más grasa parda eran los que gozaban de mejor salud en general.[17] Por ejemplo, solo el 4,6 % de los pacientes que albergaban más grasa parda tenían diabetes tipo 2, mientras que el 9 % de los que tenían menos grasa parda padecían esta enfermedad. Las personas con grasa parda también presentan menos probabilidades de padecer hipertensión o de sufrir insuficiencia cardíaca congestiva o una enfermedad coronaria, y se cree que esta grasa mitiga los efectos negativos que tiene la obesidad para la salud. De hecho, ha habido investigaciones que han mostrado que, en general, las personas con sobrepeso que albergaban la mayor cantidad de grasa parda parecían estar tan sanas como las que no tenían sobrepeso ni obesidad.

No toda la grasa corporal es igual, y llevar una alimentación rica en polifenoles puede ayudarte a convertir tu grasa blanca en grasa *beige* y marrón. De esta manera estarás fomentando el desacoplamiento mitocondrial y, por extensión, estarás favoreciendo tu salud y tu bienestar.

FACTOR CLAVE N.º 3: LA FIBRA ALIMENTARIA

Los polifenoles no son la única razón por la que los alimentos de origen vegetal son tan importantes para la salud y la longevidad: la mayoría de esos alimentos también están repletos de fibra alimentaria.

Recuerda que tus amigos intestinales necesitan estar bien nutridos para hacer los valiosos posbióticos. ¿Y qué es lo que más les gusta comer? ¡Alimentos de origen vegetal llenos de fibra! Cuando nuestras bacterias intestinales consumen sus alimentos prebióticos favoritos, los fermentan para crear compuestos posbióticos señalizadores, como el acetato y el butirato. También producen compuestos señalizadores en forma de gases, los llamados *gasotransmisores*, como el hidrógeno, el sulfuro de hidrógeno y el óxido nítrico.

Nuestros antepasados cazadores-recolectores consumían unos 150 gramos de fibra *todos los días*. ¡Son muchas hojas, tubérculos y semillas! Compara esta cantidad con los míseros 5 gramos diarios que consume el estadounidense típico.[18] Incluso aquellos de nosotros que consumimos muchos alimentos de origen vegetal encontraríamos difícil superar los 60 gramos de fibra. Y quienes siguen una dieta cetogénica tradicional es posible que no ingieran ni un solo gramo. Por desgracia, este consumo insuficiente de fibra está fuertemente asociado con una mala salud.[19] Por el contrario, los estudios indican que cuanta más fibra comemos, más sanos estamos.

Esto no significa que debas salir corriendo a comprar algún cereal rico en fibra o empezar a espolvorear salvado de trigo sobre todas las comidas. La mayor parte de la fibra que se encuentra en los cereales integrales (y en algunos vegetales) está acompañada por las lectinas, unas proteínas que pueden dañar la salud intestinal y generar una inflamación generalizada. Tus amigos intestinales son más partidarios de las fibras solubles (las que se disuelven en el agua) como la inulina, que se encuentra en múltiples alimentos vegetales; este tipo de fibra sí pueden engullirla para producir butirato y otros posbióticos.

Curiosamente, el butirato no es solo un desacoplador mitocondrial; también se emplea como componente básico de la cetona llamada *betahidroxibutirato* (BHB). El acetato o ácido acético (el vinagre), otro posbiótico, también es utilizado por el cuerpo para hacer cetonas, y es un desacoplador mitocondrial por sí mismo.[20] Así se cierra el círculo: el butirato y el acetato les dicen a tus mitocondrias que desperdicien combustible, se repliquen y se tomen tiempo para efectuar las reparaciones necesarias. Sea cual sea la manera en que consigas estos resultados, la clave es el desacoplamiento mitocondrial.

Fibra para la longevidad

El doctor e investigador sueco Staffan Lindeberg dedicó su carrera a estudiar a los kitavanos, un grupo de unos dos mil indígenas que habitan en la isla de Kitava (situada en el Pacífico Sur, forma parte de Papúa Nueva Guinea). Los kitavanos son agricultores tradicionales que consumen una cantidad significativa de vegetales fibrosos. Su alimentación rica en fibra incluye tubérculos como el ñame, la batata y el taro (¡ninguno de los cuales contiene lectinas, por cierto!), así como pescado local, frutas frescas y cocos. En realidad, alrededor del sesenta por ciento de su ingesta calórica diaria proviene de los cocos (de los cocos, sí; no del aceite de coco).

Lindeberg descubrió algo fascinante acerca de los kitavanos: viven más que los ciudadanos occidentales y disfrutan más tiempo de una vida saludable, libre de la mayoría de las enfermedades cardiovasculares que imperan en las sociedades industrializadas. (Y esto a pesar de que fuman como locos..., pero hablaremos de la nicotina y el papel que tiene en el desacoplamiento mitocondrial más adelante).

También vale la pena mencionar que los kitavanos suelen estar bastante delgados, a pesar de que comen mucho (su ingesta calórica diaria es significativa).[21] ¿Cómo se mantienen tan en forma? Sospecho que toda la fibra prebiótica que consumen alimenta a sus microbios intestinales, que producen mucho butirato a partir de toda esa fibra. Probablemente, los triglicéridos de cadena media (TCM) de los cocos también impulsan la producción de cetonas. Entre las cetonas y la fibra, las mitocondrias reciben muchos mensajes para que desperdicien calorías, se multipliquen y cuiden bien de sí mismas y de sus anfitriones kitavanos.

FACTOR CLAVE N.º 4:
LOS ALIMENTOS FERMENTADOS

No soy la primera persona en pregonar los beneficios que tienen para la salud los alimentos fermentados como el vinagre, el yogur, el chucrut, el queso viejo, el vino y el miso. Pero tal vez sea el primero en sugerir que estos alimentos no funcionan de maravilla por el solo hecho de que son una magnífica fuente de probióticos (las bacterias que pueblan la microbiota). De hecho, aunque algunos de estos alimentos contienen algunas bacterias vivas, la mayoría de los microbios vivos resultan destruidos en los procesos de cocción y preparación. En caso de que estos alimentos se coman crudos, los probióticos probablemente no superarán los ácidos estomacales para llegar al colon.

Entonces, ¿por qué pueden ser tan beneficiosos para nosotros los alimentos fermentados? Porque cuando los comemos estamos consumiendo los productos de la fermentación que contienen de forma natural, incluidos ácidos grasos de cadena corta como el acetato, el butirato, el propionato y el ácido málico. El proceso de fermentación también puede dar lugar a ácidos grasos de cadena media (TCM). Todos estos productos secundarios son desacopladores mitocondriales. Un chorrito de vinagre de sidra de manzana, una copa de tu vino favorito y un poco de queso curado con esmero benefician tu salud a través de los mismos mecanismos. La clave son los subproductos de la fermentación que promueven el desacoplamiento mitocondrial.[22] De hecho, un artículo reciente elaborado por investigadores de la Universidad de Stanford muestra que los alimentos fermentados mejoran drásticamente la diversidad de la microbiota y combaten la inflamación en humanos, en mayor medida que una alimentación rica en fibra.[23] Propongo que este hallazgo constituya la prueba de que se pueden obtener ciertos beneficios añadidos de los desacopladores mitocondriales presentes en los alimentos fermentados.

La melatonina controla el turno de noche

Probablemente ya sepas que la hormona melatonina tiene un papel importante en nuestro ciclo de sueño y vigilia. Es posible que tu médico incluso te haya aconsejado que tomes un suplemento de melatonina antes de acostarte para que te ayude a conciliar el sueño. Pero como descubrirás más adelante en este libro, la melatonina no es la «hormona del sueño». Su verdadero trabajo comienza cuando ya estamos dormidos. No solo trabaja como guardia de seguridad en el Club Mito; la melatonina es también otro factor clave que influye en nuestras mitocondrias, pues les indica que desacoplen y se reparen mientras dormimos.[24]

FACTOR CLAVE N.º 5: LAS POLIAMINAS

Los polifenoles no son los únicos compuestos presentes en los alimentos que pueden desencadenar beneficios para la salud. Las poliaminas, compuestos orgánicos que se encuentran en alimentos como los quesos viejos y los champiñones, también pueden hacer que las mitocondrias desacoplen.[25] De hecho, numerosos estudios respaldan la idea de que las poliaminas juegan un papel importante en la longevidad. En uno de esos estudios, los roedores que consumieron poliaminas vivieron un veinticinco por ciento más que los animales de control, que no las consumieron.[26] Otros estudios han mostrado que el consumo de poliaminas puede proteger contra las enfermedades cardíacas y la pérdida de memoria relacionada con la edad.[27] En estudios centrados en individuos longevos, los investigadores han encontrado que las personas centenarias (las que viven cien años o más) tienen muchos de estos compuestos en su sangre y sus tejidos.[28]

Las poliaminas también podrían desempeñar un papel en la llamada *paradoja francesa*. Como sabrás, los franceses consumen muchas grasas saturadas. ¡Cómo no; esos quesos son divinos! Sin embargo, a pesar de su propensión a comer alimentos ricos en grasas, la incidencia de enfermedades del corazón es relativamente baja entre ellos y, en consecuencia, también lo es la tasa de muertes por este motivo. Algunos profesionales del campo de la medicina han atribuido este fenómeno al hecho de que los franceses contrarrestan toda esta grasa saturada con vino tinto, que contiene los polifenoles resveratrol, quercetina y melatonina. Si bien el resveratrol puede contribuir a la paradoja francesa, sospecho que hay otro factor en juego: el consumo regular de queso de vaca viejo, de cabra y de oveja, todos ellos ricos en poliaminas. Los quesos de cabra y de oveja también son una fuente impresionante de TCM, los cuales, como sabes, estimulan la salud mitocondrial cuando son convertidos en cetonas.

Podemos encontrar poliaminas en los frutos secos, las semillas, el marisco, la soja y las hojas de té.[29] Y el proceso de fermentación que da lugar a alimentos como el miso, el *natto* y la salsa de soja produce las poliaminas putrescina e histamina.

¡Aprovecha el poder de la energía vegetal!

Detengámonos un momento a examinar por qué existen proteínas desacopladoras tanto en especies vegetales como en especies animales. (Si lo recuerdas, los humanos tenemos cinco de estas proteínas vitales). Estos conceptos son importantes y te ayudarán a comprender por qué son tan efectivas las recomendaciones del plan alimentario código keto.

Las plantas dependen de la luz solar para obtener energía. Las fábricas de energía de sus células no son las mitocondrias sino los cloroplastos, que utilizan la luz para convertir el agua y el dióxido de carbono en oxígeno, glucosa y ATP. La luz del sol es esencial para producir ATP, pero puede dañar los cloroplastos del mismo modo que el oxígeno, generalmente necesario para la producción de ATP en los animales, puede causar estragos en las mitocondrias. Realmente, tenemos una situación del tipo «no puedo vivir contigo y tampoco sin ti». Pero tanto las células de las plantas como las de los animales cuentan con un sistema de amortiguamiento incorporado que les ayuda a mitigar los daños derivados de la producción de energía: en las plantas, este sistema está compuesto por los polifenoles y la melatonina.

Cuando las plantas están bajo un estrés causado por el calor, la sequía o el hecho de encontrarse a gran altitud (lo cual hace que estén más cerca del sol), activan en mayor medida el desacoplamiento en sus cloroplastos para protegerse.[30] Esto da lugar a un ciclo: cuanto mayor es el estrés, mayor es también la producción de polifenoles y melatonina. Cuanto mayor es la producción de polifenoles y melatonina, mayor es el desacoplamiento en los cloroplastos, lo cual conduce a que estos cuenten con mayor protección y puedan autorrepararse y multiplicarse mejor.

Cuando comemos plantas ricas en polifenoles y melatonina, estos compuestos envían los mismos mensajes de desacoplamiento a nuestras mitocondrias, estén o no presentes las cetonas o los posbióticos, y nuestra salud, nuestro peso y la duración de nuestra vida cosechan los beneficios. De hecho, una de las razones por las que recomiendo comer frutas y verduras de cultivo ecológico es que, al crecer bajo un estrés mucho mayor por el hecho de que no se les sirven tantos nutrientes en bandeja y tampoco se las protege tanto contra las plagas como a los productos convencionales, su contenido en polifenoles es mucho más alto.[31]

FACTOR CLAVE N.º 6: EL FRÍO

Probablemente hayas advertido que todas las claves anteriores tienen que ver con los alimentos. ¿Cómo podría afectar a tu salud un cambio de temperatura? Sumergirse en agua fría o darse duchas frías son prácticas que se han vuelto populares en los últimos años gracias a «evangelizadores» como Wim Hof* y gracias a muchos expertos en materia de salud, y también dan como resultado la producción de una proteína que ayuda a regular el metabolismo y que (lo siguiente no te sorprenderá, a estas alturas) induce el desacoplamiento mitocondrial.[32]

Parece que todos esos escandinavos que se sumergen en agua fría desde hace siglos están sobre una buena pista. Pero no tienes por qué apuntarte al «club polar» de tu localidad para aprovechar el potencial desacoplador del frío. En lugar de ello, puedes empezar el día con una «ducha escocesa»: dúchate con agua tibia como haces habitualmente. Cuando hayas terminado de lavarte, reduce el flujo de agua caliente poco a poco, hasta que el agua salga fría. Ahora viene la parte más difícil: una vez que el agua esté tan fría como sea posible, permanece bajo la corriente durante un minuto completo. ¡Esta acción te despertará, está claro!, y también os vigorizará a ti y a tus mitocondrias. (Si piensas que esta opción es demasiado extrema, también puedes probar con un chaleco refrigerador, un producto que envuelve los hombros y la parte superior del pecho en bolsas de hielo extraíbles con el objetivo de convertir la grasa blanca en la saludable grasa *beige*).

Si el solo hecho de pensar en esto te provoca escalofríos, debes saber que tu cuerpo es más capaz de gestionar el agua fría de lo

---

* N. del T.: Wim Hof es un atleta extremo holandés conocido como Iceman ('hombre de hielo') por la capacidad que tiene de soportar temperaturas heladas. (Fuente: Wikipedia).

que piensas; esta es la razón por la que recomiendo la estrategia de ducharse con agua progresivamente fría a mis pacientes. Comenzar con diez segundos solamente y después aumentar poco a poco el tiempo en que permanezcas bajo el chorro de agua fría no solo te ayudará a reforzar tu predisposición, sino que también hará que tu cuerpo tolere cada vez más el frío.

FACTOR CLAVE N.º 7: EL CALOR

En el otro extremo del espectro de la temperatura, el calor también puede activar las mitocondrias. Como los perros, los gatos, los caballos y todos los demás mamíferos (así como algunos peces), somos endotermos, es decir, animales de sangre caliente capaces de generar nuestro propio calor. Nuestras mitocondrias actúan como pequeños radiadores; generan la mayor parte del calor que alberga nuestro cuerpo. Y necesitamos este calor: el cerebro está en peligro cuando la glucosa y el oxígeno escasean. Por fortuna, las mitocondrias de los animales de sangre caliente operan a una temperatura más elevada que la temperatura normal del cuerpo, que es de entre 36 y 37 °C.[33] Incluso se ha dicho que las mitocondrias podrían funcionar de manera óptima a una temperatura de 50 °C. ¡Por lo tanto, a una temperatura entre 13 y 14 °C superior a la temperatura corporal típica![34]

Estudios recientes también han mostrado que la activación de proteínas desacopladoras en las neuronas, especialmente las ubicadas en regiones como el hipotálamo (la parte del cerebro que regula el mantenimiento de la energía) y el hipocampo (el centro de la memoria del cerebro), hace que la temperatura aumente en estas células. Las neuronas agradecen este incremento, pues gracias a él funcionan mejor; al mismo tiempo, provoca que la temperatura general del cuerpo descienda ligeramente.[35] Te dije que volvería a referirme a la termogénesis, pero profundizaremos más en este fenómeno en el capítulo nueve.

FACTOR CLAVE N.º 8: TERAPIA CON LUZ ROJA

En los últimos años, los médicos han confiado en la terapia de luz de infrarrojo cercano para ayudar a tratar problemas oftalmológicos y neurológicos. Esta intervención se basa en la suposición de que esta frecuencia de luz puede mejorar las prestaciones de las mitocondrias. Pero ¿podría ser que los beneficios que proporcionan las mitocondrias sean también un resultado del calor que generan?

Los científicos han observado que el cerebro de quienes experimentan hipertermia trabaja de una manera más eficiente. Una persona con hipertermia es un individuo que, a pesar de estar sano, tiene una temperatura corporal un poco más alta de lo normal. Es posible que esta temperatura elevada ayude a mejorar la señalización neuronal, lo cual sería positivo para aquellos que sufren epilepsia: los ataques epilépticos son el resultado de que las neuronas se excitan demasiado y se activan de cualquier manera. Como he dicho antes, las cetonas probablemente no tuvieron éxito como mitigadoras de las crisis convulsivas por ser, presuntamente, un supercombustible, sino por otro motivo. Es más probable que, al enviar señales de desacoplamiento a las mitocondrias, la temperatura de las neuronas se elevase y la excitabilidad de estas células disminuyese. Demasiado calentamiento puede dañar el cerebro, no cabe duda, pero un poco de calor de vez en cuando puede ser muy beneficioso incluso para las personas a las que no se les ha diagnosticado un trastorno convulsivo.

Si bien no emiten calor, la luz roja y la de infrarrojo cercano también pueden actuar directamente sobre las mitocondrias. Lo normal es que las partes de nuestros ojos que toman la luz tengan la mayor densidad mitocondrial. Esta es una de las razones por las que nuestras retinas envejecen mucho más rápido que el resto de nuestros órganos: nuestra visión puede empezar a empeorar a los cuarenta y tantos años. Algunos investigadores han descubierto que ráfagas cortas de luz roja en longitudes de onda más largas pueden revertir algunos de estos efectos relacionados con la edad; con solo unos minutos de aplicación al día, las células de la retina pueden quedar como nuevas.[36]

¿Qué podría explicar tal mejora? Ciertos espectros de luz roja indican a las mitocondrias que desacoplen. De hecho, estos tratamientos tienen tanto éxito que la FDA ha aprobado la terapia con luz roja como terapia antienvejecimiento (y para el alivio del dolor, la curación de heridas y otros problemas de salud).[37]

¡Pues ya tienes los factores clave del código keto! ¿No te parece asombroso el hecho de que todos estos alimentos, estas prácticas alimentarias y demás intervenciones —todo ello tan diverso y aparentemente inconexo— converjan en el mismo punto final, el de favorecer las mitocondrias y asegurar que rindan al máximo? Ya no tienes que sufrir por llevar dietas centradas en la grasa. Ya no tienes que preocuparte por no encontrar algo que puedas disfrutar cuando estés en un restaurante con tu familia o tus amigos. Y no tienes que renunciar a tus alimentos de origen vegetal favoritos en un intento inútil de alcanzar la «cetosis». Con estas ocho claves, puedes gozar de todos los beneficios del enfoque keto sin tener que soportar las molestias o el aburrimiento típicos y sin tener que poner en riesgo tu salud. ¡Sales ganando en todos los aspectos!

CAPÍTULO 6

LA VERDAD SOBRE LAS GRASAS

L o más probable es que te hayan dado mucha información incorrecta sobre la grasa. Durante décadas, los expertos en salud recomendaron evitarla a toda costa, sin distinguir entre los distintos tipos de grasa. Más recientemente, al convertirse las dietas cetogénicas en una tendencia preponderante en el campo de la salud, este consejo ha cambiado, ¡y de forma bastante drástica! De repente, no hay manera de que puedas llegar a comer demasiada grasa, no importa de qué tipo. Se supone que la necesitas para producir las cetonas que, según los presuntos expertos en el enfoque keto, son la fuente de combustible que prefiere tu cuerpo. ¡Pero esto no es así!

Hoy sabemos que algunas grasas ofrecen beneficios para la salud, pero la orientación que nos dan muchos programas cetogénicos en el sentido de que se deberían comer todo tipo de grasas sin restricciones no podría estar más equivocada. De hecho, hay muchos tipos diferentes de grasas (¡más de las que seguramente conoces!) y cada una de ellas tiene un papel diferente en el cuerpo. Con el fin de entender qué grasas favorecen más la salud y la pérdida de peso, es importante aprender un poco más sobre su composición química.

Desde el punto de vista científico, las grasas se clasifican según el número de conjuntos de ácidos grasos (que son átomos de carbono) que se unen longitudinalmente a un eje de azúcar (glicerol). En el último chequeo médico anual que te hicieron, es probable que tu médico te diese un número relativo a los triglicéridos según los resultados de la prueba del colesterol. Este número es la forma más fácil de entender cuántos azúcares y almidones has estado convirtiendo en grasa almacenable. Sí, tu cuerpo convierte en grasa cualquier azúcar adicional (cualquier carbohidrato), especialmente el azúcar contenido en la fruta.

En función de la cantidad de ácidos grasos que están enlazados en una fila, las grasas se clasifican como ácidos grasos de cadena muy larga, larga, media o corta. Ya hemos hablado de algunos de los ácidos grasos de cadena corta (AGCC) en capítulos anteriores. Los posbióticos como el acetato, el butirato y el propionato son AGCC.

Otro grupo está compuesto por los ácidos grasos de cadena media, también conocidos como triglicéridos de cadena media (TCM). Aquí encontramos el ácido valérico, así como los ácidos caproico, caprílico y cáprico. Los nombres de estas tres últimas grasas están formados a partir de *capra*, la palabra latina que significa 'cabra', porque se encuentran en abundancia en la leche de este animal. En cuanto al código keto, los TCM son puro oro.* (El aceite de coco contiene otro TCM llamado ácido láurico; pero si bien se han pregonado muchas excelencias del aceite de coco en los últimos tiempos, la realidad es que su potencial cetogénico es muy pobre o nulo).

---

* N. del T.: *Puro oro* es una traducción muy libre. El autor dice literalmente que los TCM «truly are the GOAT of this program», es decir, 'realmente son la CABRA de este programa (el programa Código Keto)'. En inglés coloquial GOAT se utiliza como acrónimo de *Greatest Of All Time* ('el más grande –o el mejor– de todos los tiempos').

Las grasas que contienen trece átomos de carbono o más son ácidos grasos de cadena larga (AGCL). Estas son las grasas que se encuentran en los productos lácteos, en los aceites vegetales y de semillas, y en el aceite de oliva. Si la cadena grasa está compuesta por más de veintidós átomos de carbono, tenemos los ácidos grasos de cadena muy larga (AGCML). Los últimos estudios permiten suponer que estas grasas pueden jugar papeles importantes en lo que respecta al funcionamiento de las neuronas (pronto entraremos en más detalles en cuanto a su impacto en la salud cognitiva).

Puedes pensar en los triglicéridos como el medio de transporte de las grasas. Estas cadenas, compuestas por tres gliceroles (de ahí el nombre *tri*glicéridos) y los ácidos grasos unidos a estos, permiten que las grasas lleguen adonde tienen que llegar. Cuando los ácidos grasos se incorporan a los triglicéridos y se convierten en parte de la cadena, pueden ser transportados hasta las células adiposas para que sean almacenados ahí o pueden abandonar el almacén. Estos ácidos grasos (no la estructura de glicerol) también son un componente clave de las membranas que rodean cada célula del cuerpo, así como de las membranas interna y externa de las mitocondrias.

La mayoría de las grasas que consumimos contienen más de un tipo de cadena de ácido graso, pero tienden a llevar el nombre de la cadena que predomina en ellas. Teniendo en cuenta este hecho, examinemos los diversos tipos de grasa que comes todos los días y el papel que tiene cada una de ellas en tu salud y tu bienestar.

Ácidos grasos de cadena corta (AGCC). Los AGCC son las superestrellas del ámbito posbiótico. El butirato, por ejemplo, contribuye aproximadamente al diez por ciento de la producción de energía de todo el organismo y tiene un papel especialmente vital: el de garantizar que el intestino tenga suficiente energía para funcionar. El butirato también es la principal fuente de combustible del colon,[1] donde contribuye a que las células de este órgano se mantengan sanas y felices (y ayuda a prevenir la formación de cánceres).[2] Además, el butirato gestiona la comunicación entre la microbiota y el sistema inmunitario; manda mensajes que impulsan la producción de hormonas importantes para mantener a raya la inflamación en todo el cuerpo.

El butirato que no es utilizado por el intestino puede viajar a través del sistema linfático y el torrente sanguíneo, y entregar información importante a las células. Así es como acaba por llegar a las mitocondrias y les hace saber que es hora de desacoplar. Para cosechar los beneficios de estos compuestos, hay que comer mucha fibra vegetal soluble, la cual proporciona a nuestros amigos intestinales los alimentos que les gustan y a partir de los cuales producen posbióticos. Los alimentos fermentados, el vino, el vinagre y los quesos viejos también son buenas fuentes de AGCC preformados.

Triglicéridos de cadena media (TCM). Los TCM son un tipo de grasa fascinante: se absorben instantáneamente sin la ayuda de las enzimas digestivas. Y a diferencia de todas las demás grasas, no necesitan que ninguna molécula especial los transporte a través de la pared intestinal. Este tipo de accesibilidad implica que los TCM pueden ir directamente al hígado, que los convierte en cetonas, independientemente de cuál sea la ingesta de carbohidratos y proteínas. Si la alimentación contiene los suficientes TCM, se puede generar la misma cantidad de cetonas que ayunando o comiendo según el estilo cetogénico tradicional. ¡Esta es la razón por la que los TCM son realmente el oro* de este programa! Cuando los

---

* Ver la nota al pie anterior.

LA VERDAD SOBRE LAS GRASAS

ingerimos, no necesitamos obtener el ochenta por ciento de las calorías de la grasa. En lugar de ello, podemos llenar el plato con deliciosos alimentos de origen vegetal y aun así beneficiarnos de todas
las consecuencias del desacoplamiento mitocondrial.

Los TCM están disponibles como el aceite TCM y el polvo de
TCM, y constituyen el treinta por ciento de las grasas presentes en
los productos derivados de las leches de cabra, oveja y búfala (yogures, kéfires, quesos...). ¡Suponen una incorporación deliciosa al
programa Código Keto!

Hace mucho tiempo que defiendo el aceite TCM, pero debo
admitir que hasta hace poco no acababa de tener del todo claro
por qué es tan beneficioso para la salud, más allá del hecho de que
se puede convertir directamente en cetonas. En un estudio de referencia de 2008, investigadores de la Universidad de Columbia
compararon dos grupos de personas con sobrepeso que llevaron
una dieta que contenía la misma cantidad de calorías diarias, con
una diferencia fundamental: un grupo consumió aceite de oliva
(el superalimento al que se atribuye la mayor parte del éxito de la
dieta mediterránea), mientras que el otro grupo consumió aceite
TCM. El resultado, fascinante, fue que las personas que tomaron
aceite TCM generaron más calor, quemaron más oxígeno y perdieron más peso que las que tomaron aceite de oliva.[3] Déjame repetir
esto: la cantidad de peso perdido *no la determinó la ingesta calórica*,
sino el tipo de aceite consumido. En otro estudio, los investigadores compararon el consumo de aceite TCM y el de aceite de oliva
en un programa de pérdida de peso similar. Los participantes del
grupo del aceite TCM perdieron, en promedio, 1,7 kilos más que
los del grupo del aceite de oliva.[4] Retomando la metáfora del Club
Mito, el grupo que tomó el aceite TCM pudo desperdiciar calorías
dejándolas salir por las salidas de emergencia.

Ácidos grasos de cadena larga (AGCL). Estas grasas son las que conocemos como grasas saturadas, monoinsaturadas y poliinsaturadas. Las grasas saturadas incluyen los ácidos palmítico y esteárico, como los que encontramos en la mantequilla, el hígado y muchos quesos. La categoría de las monoinsaturadas incluye el ácido oleico, que es la grasa predominante en el aceite de oliva y el de aguacate. Las grasas poliinsaturadas, que se encuentran en la mayoría de los aceites de semillas, incluyen las grasas omega 6, como el ácido linoleico, y las grasas omega 3, como el ácido alfalinolénico. Es posible que hayas oído decir que son «ácidos grasos esenciales», y hay un buen motivo para ello. Nuestras células, incluidas nuestras mitocondrias, los necesitan para funcionar, pero nuestro cuerpo no los produce. La única manera de que nuestras células obtengan estos componentes esenciales es que los consumamos.

Debo añadir que también hay algunos desacopladores superestrellas pero nada famosos en la categoría de las grasas poliinsaturadas: tanto los ácidos grasos omega 7, que se encuentran en el aceite de nuez de macadamia y el aceite de espino amarillo, como los omega 5, que se encuentran en el aceite de semilla de granada y el aceite de semilla de melón amargo, envían los mensajes correctos a las mitocondrias.[5]

Recientemente ha habido bastante alarmismo, por parte de algunos expertos en materia de salud, sobre las grasas poliinsaturadas como el ácido linoleico y el ácido alfalinolénico. Según estos entendidos, las grasas poliinsaturadas podrían estar relacionadas con problemas de salud importantes como las enfermedades cardíacas, la artritis y la diabetes. Lamento aguarles la fiesta, pero ambas grasas son componentes esenciales de las membranas mitocondriales. De hecho, es posible que el ácido alfalinolénico (presente en el aceite de colza y el de linaza ecológicos) sea un «héroe anónimo» capaz de revertir y prevenir las enfermedades del corazón. En el capítulo ocho diré más sobre el hecho de que las grasas poliinsaturadas han sido criminalizadas innecesariamente. (Actualmente sabemos que solo son culpables por asociación, gracias a la alimentación muy alta en azúcar).

Dicho esto, si tu objetivo es perder peso, deberás comer los AGCL con moderación. A pesar de que la mayoría de las dietas cetogénicas tradicionales nos dicen que nos atiborremos de carnes grasas, mantequilla, queso crema y, por supuesto, tocino, el caso es que comer estos alimentos puede dificultar la pérdida de peso. De hecho, se ha demostrado que los AGCL *obstaculizan* la pérdida de peso, tanto al afectar a la capacidad de las células de generar energía como al aumentar la resistencia a la insulina. Los estudios al respecto muestran que los AGCL incrementan la producción de una enzima metabólica que *reduce* el metabolismo de la glucosa.[6] Esta es probablemente la razón por la que los niveles de glucosa en ayunas están elevados en las personas que siguen una dieta cetogénica tradicional alta en grasas a pesar de que no consumen muchos carbohidratos.[7] ¿Es de extrañar que mi paciente Miranda estuviera ganando peso a pesar de intentar seguir la dieta cetogénica tradicional al pie de la letra?

MEJORES RESULTADOS, MENOS PROBLEMAS

Al conectar todos los puntos, podemos ver que la pérdida de peso está intrínsecamente ligada a la capacidad que tienen de perder calorías las mitocondrias y a si están recibiendo o no la señal que les indica que es el momento de desperdiciar energía. Normalmente, comer una cantidad significativa de carbohidratos o consumir demasiadas proteínas impediría que se produjesen cetonas; pero esto no sucederá si se consume suficiente aceite TCM, si se alargan los períodos de no ingesta cada día o si se comen alimentos o polifenoles que promuevan el desacoplamiento.

La buena noticia es que las cetonas generadas después de consumir TCM entregan a las mitocondrias las mismas señales que las cetonas procedentes de una dieta cetogénica completa o de la inanición. Pero no es un fenómeno que se produzca las veinticuatro horas del día de los siete días de la semana; todo lo contrario. Y como no se está en cetosis todo el tiempo, no hay que sufrir los desagradables efectos secundarios derivados de esta, como la atrofia muscular y la confusión mental.

En resumidas cuentas, el programa Código Keto nos ofrece una forma más fácil, eficaz y saludable de obtener los beneficios de las dietas cetogénicas. Y cuando digo «más fácil», lo digo en serio. Puedes adaptar el programa para que se ajuste a tus preferencias alimentarias y comer lo que quieras. Puedes llevar una alimentación vegana o vegetariana si lo deseas. Puedes evitar la carne roja y consumir solo pescado y marisco como fuentes de proteínas. O puedes disfrutar de una amplia combinación de platos de carne, aves y marisco. No tienes necesidad de llevar una dieta extremadamente restrictiva para que se produzca el desacoplamiento y cumpla su función. Solo tienes que seguir tres reglas simples.

Regla n.º 1: consume algunas de tus grasas en forma de TCM

¿Cuántos TCM deberías comer? Múltiples estudios han mostrado que 30 gramos (una cucharada aproximadamente) de aceite TCM suele ser suficiente para lograr un nivel de cetonas en sangre lo bastante alto como para que tengan lugar unos efectos positivos tanto en el funcionamiento cerebral como en el metabolismo.[8] El aceite TCM (actualmente disponible en muchos supermercados, incluso en Costco, y en muchos sitios de Internet) es insípido, inodoro y fácil de incorporar a la alimentación, ya sea bebiéndolo, añadiéndolo al café o el té, o mezclándolo a partes iguales con aceite de oliva en los aderezos para ensaladas. En este programa, iremos aumentando el consumo de TCM poco a poco, hasta llegar al punto óptimo. También hay una gran cantidad de alimentos que contienen un porcentaje sustancial de grasas TCM (consulta el capítulo diez).

Otro beneficio que presenta consumir aceite TCM es que podemos incluir más carbohidratos (esos alimentos de origen vegetal ricos en fibra y en nutrientes) en nuestras comidas. Cuando tu hígado produzca cetonas a partir del aceite TCM y se beneficie de tener la oportunidad de descansar entre las comidas (consulta la regla número 2), podrás obtener los resultados que estás buscando sin que tu paladar se aburra (este tipo de aburrimiento lleva a muchas personas a abandonar los programas cetogénicos tradicionales).

Las ratas que no pudieron mantener su peso

En 2020, científicos japoneses llevaron a cabo un estudio con el fin de evaluar el impacto de la dieta cetogénica en la capacidad de hacer ejercicio.[9] Con este fin, dividieron un conjunto de ratas en tres grupos. Un grupo recibió la alimentación convencional para roedores, que es alta en carbohidratos; el segundo fue sometido a una dieta cetogénica llena de AGCL y el tercero fue expuesto a una dieta cetogénica rica en TCM.

Los investigadores no tardaron en encontrarse con un problema inesperado que ilustra el poder que tienen los TCM: cuanto más tiempo seguían las ratas la dieta cetogénica alta en TCM, más peso perdían y menos hambrientas estaban. Esto significaba que, en comparación con los otros dos grupos de ratas, estaban consumiendo una cantidad de calorías sustancialmente inferior y perdían demasiado peso. Para evitar que las ratas menos hambrientas «sabotearan» el estudio, los científicos ajustaron las dietas. Las ratas que llevaban la dieta cetogénica rica en TCM pasaron a consumir una cantidad de calorías comparable a la cantidad que comían las otras ratas cuando su alimentación pasó a estar compuesta por proteínas en un dieciséis por ciento, grasa en un sesenta y seis por ciento y carbohidratos en un dieciocho por ciento. (En la dieta muy rica en AGCL, la misma cantidad de calorías se obtenía con un doce por ciento de proteínas, un ochenta y siete por ciento de grasas y un uno por ciento de carbohidratos; la diferencia era bastante significativa). Al final, solo las ratas expuestas a la dieta cetogénica rica en TCM perdieron peso; las que siguieron la dieta cetogénica muy rica en AGCL no perdieron nada de peso. Me vienen a la cabeza unos cuantos pacientes que estarían encantados de tener conocimiento de este estudio. Incluso cuando se sigue «bien» una dieta cetogénica, puede ser difícil obtener los resultados que se están buscando.

Regla n.º 2: sigue un plan alimentario con restricción de tiempo

Ya hemos hablado de esto: cuanto más tiempo pases sin comer (hasta un punto), más cetonas producirá tu hígado. En el programa Código Keto, tu objetivo será limitar la ingesta a un lapso de seis a ocho horas.

Si esta perspectiva te asusta un poco, ten la seguridad de que te mostraré cómo avanzar gradualmente hacia un horario de comidas que te vaya bien. No es fácil pasar de un metabolismo impulsado por la glucosa a otro impulsado por la grasa en un período de veinticuatro horas. Te explicaré cómo lograr esta flexibilidad; generarás cetonas a través de la alimentación de tiempo restringido durante la semana y el consumo de aceite TCM como suplemento impulsará la producción de cetonas.

Regla n.º 3: come muchos alimentos fermentados y fibra

Tendemos a pensar en los alimentos fermentados como el chucrut y el miso como fuentes ricas de probióticos estimuladores del intestino. Pero estos alimentos juegan otro papel, quizá más importante: el proceso de fermentación produce aceta-to o ácido acético (vinagre), que es un AGCC y un desacoplador mitocondrial.[10]

Además, se ha constatado que el acetato tiene un efecto pro-tector de las neuronas. En un estudio reciente centrado en ratones ancianos, los investigadores hallaron que el consumo de acetato atenuaba los defectos cognitivos que suelen manifestarse a raíz del trauma asociado a la cirugía.[11] El acetato indicaba a unas células es-peciales llamadas *microglías* (los guardaespaldas de las neuronas) que no reaccionaran de forma exagerada. También enviaba señales a las neuronas para que sus mitocondrias desacoplaran, como medida de protección durante la operación quirúrgica. (Recuerda este es-tudio cuando hablemos de la salud del cerebro en el próximo capí-tulo). Lo importante es que los alimentos fermentados no solo son buenos por ser una rica fuente de probióticos, sino también porque el proceso de fermentación produce AGCC, los cuales, como sabe-mos, son unos desacopladores mitocondriales increíbles.

Como se mencionó anteriormente, el acetato, el butirato, el propionato y el pentanoato son posbióticos. También son produ-cidos por las bacterias intestinales cuando fermentan (comen) ali-mentos fibrosos y almidones resistentes. Debes saber que tanto el acetato como el butirato evitan asimismo que las mitocondrias fun-cionen mal al protegerlas de la sobreproducción de especies reacti-vas de oxígeno (ERO), esos clientes problemáticos del Club Mito.[12] El acetato es más eficiente que el butirato como potenciador del metabolismo e inhibidor de la producción de ERO, pero el butira-to puede inhibir de manera más efectiva la generación excesiva de óxido nítrico, el cual puede degradar las mitocondrias. Un estudio incluso señaló que los AGCC brindan un procedimiento fácil para revertir o prevenir la diabetes tipo 2,[13] ya que ejecutan directamen-te el desacoplamiento mitocondrial; les envían a las mitocondrias una señal molecular para que empiecen a repararse y multiplicarse y, en el proceso, desperdicien más calorías. ¡No es de extrañar que el vinagre de sidra de manzana tenga tantos fans![14]

LAS DIETAS CETOGÉNICAS Y EL EJERCICIO

Muchas personas adoptan una dieta cetogénica con el objetivo de perder peso, pero otras tienen dificultades con la versión tradicional porque sienten que tiene un impacto negativo en su rendimiento y en su resistencia en el ámbito deportivo. Las investigaciones han mostrado resultados variados en lo que respecta al rendimiento deportivo mientras se sigue una dieta cetogénica, pero en general, esta modalidad alimentaria tiende a hacer que sea más difícil mantener el nivel de energía durante actividades de alta resistencia como correr y andar en bicicleta.[15]

En un estudio, los investigadores hallaron que los deportistas que seguían una dieta cetogénica tenían que consumir más oxígeno, respirando más rápido y esforzándose más, con el fin de alcanzar el mismo grado de rendimiento que los que llevaban una alimentación alta en carbohidratos. Además, como se mencionó anteriormente, se ha demostrado que seguir una dieta cetogénica a largo plazo hace que se produzcan mayores cantidades de una enzima que ralentiza el metabolismo. Cuando el cuerpo produce esta enzima en grandes cantidades, dicha enzima evita que la glucosa entre en las células, y necesitamos glucosa para pedirles a los músculos que hagan un esfuerzo adicional. Como era de esperar, esto afecta a la capacidad del deportista de hacer ejercicio de alta intensidad.[16] En síntesis, la consecuencia es una mayor resistencia a la insulina, lo cual explica, probablemente, por qué las personas que siguen la dieta cetogénica tradicional tienen unos niveles de glucosa tan altos en ayunas.[17] Este no es el estado metabólico en el que nos conviene encontrarnos para fomentar la salud a largo plazo o el rendimiento deportivo.

ELIGE TUS GRASAS CON INTELIGENCIA

En pocas palabras: hay diferencias entre las grasas, y estas diferencias influyen en el peso, el tiempo de vida con salud y el tiempo de vida total.[18] Nuestra salud exige que sepamos qué es lo que distingue unas grasas de otras. Cuando comemos los tipos correctos de grasas, como los AGCC que se encuentran en los alimentos fermentados, o TCM (los hallarás en nuestro programa GOAT ['cabra']; el origen de estos productos puede ser la leche de cabra si lo deseas), el hígado se ve obligado a producir cetonas, que les indicarán a las mitocondrias que desacoplen. El desacoplamiento conducirá a que se desperdicien calorías, así como a la mitogénesis y la reparación mitocondrial. Conseguirás estos resultados con relativa facilidad si comes las grasas adecuadas en las cantidades correctas, en lugar de ingerir las cantidades monstruosas de grasas equivocadas que tantos de nosotros comemos con regularidad (y que son promovidas en el contexto de las dietas cetogénicas tradicionales).

Una guía de referencia rápida sobre las grasas

Soy consciente de que puedes estar un poco aturdido a causa de todo lo que he expuesto sobre las grasas. Pero es importante que recuerdes que comer las grasas adecuadas es determinante para conseguir los resultados apetecidos. La síntesis que sigue hará que te sea fácil recordar cuáles son los distintos tipos de grasas y qué efectos tienen:

ÁCIDOS GRASOS DE CADENA CORTA (AGCC)

Se encuentran en los alimentos fermentados y en algunos tipos de queso, la mantequilla y la leche de vaca. Estos tipos de grasas también los producen las bacterias intestinales cuando comemos alimentos ricos en fibra.

Poder de desacoplamiento: ejercen el desacoplamiento mitocondrial de forma directa. Por eso siempre digo: «¡Come corto para vivir largo!».*

TRIGLICÉRIDOS DE CADENA MEDIA (TCM)

Se encuentran en los productos lácteos de cabra y oveja; también como suplementos.

Poder de desacoplamiento: estas son las grasas que el hígado convierte en cetonas inmediatamente, las cuales, por su parte, inducirán el desacoplamiento mitocondrial. Son grasas que te conviene consumir.

ÁCIDOS GRASOS DE CADENA LARGA (AGCL)

Se encuentran en pescados grasos como el salmón y las sardinas, así como en la carne, los lácteos y los huevos. También se pueden encontrar varios tipos de AGCL en aceites y frutos secos.

Poder de desacoplamiento: los ácidos grasos poliinsaturados como el ácido alfalinolénico, el ácido linoleico, el ácido docosahexaenoico (DHA), el ácido eicosapentaenoico (EPA) y el ácido araquidónico (AA) son todos ellos ácidos grasos esenciales que mejoran el funcionamiento del cerebro y las mitocondrias, y contribuyen a promover el desacoplamiento. Nuestras células, y más específicamente nuestras mitocondrias, los necesitan para trabajar lo mejor posible, pero el cuerpo no los fabrica por sí solo; para obtenerlos, tenemos que consumir los alimentos que los contienen.

También tienes que probar a consumir las otras dos grasas saturadas imprescindibles: la C15, que se encuentra principalmente en los productos lácteos y el

---

* N. del T.: Juego de palabras debido a que se está hablando de los ácidos grasos de cadena *corta*. El sentido es: «come ácidos grasos de cadena corta para vivir mucho tiempo».

marisco, y la C14, que también se encuentra en los lácteos. Estas grasas están vinculadas a un corazón más sano (consulta el capítulo siete). Nuestro cuerpo puede producir todas las otras grasas saturadas por sí mismo; no es necesario comerlas, contrariamente a lo que indica la doctrina cetogénica tradicional.

Siempre que se habla de los AGCL también hay que mencionar las grasas monoinsaturadas, como el ácido oleico que se encuentra en el aceite de oliva. Soy un gran fan del aceite de oliva, no solo porque contiene esta grasa, sino también porque contiene polifenoles. Como me gusta decir, «el único propósito de los alimentos es meternos más aceite de oliva en la boca».

ÁCIDOS GRASOS DE CADENA MUY LARGA (AGCML)

Se encuentran en el aceite de colza y las nueces de macadamia.

Poder de desacoplamiento: un tipo de AGCML, el C22, también actúa como desacoplador. Y unos niveles en sangre más altos de esta grasa en particular están asociados a menores probabilidades de sufrir una enfermedad cardíaca (lo veremos con detalle en el capítulo siete).

CAPÍTULO 7

REESCRIBIR LAS ESTRELLAS

D urante décadas, los expertos creyeron que nuestros genes determinaban nuestro destino. Es posible que tu médico o algún «experto» bienintencionado te haya dicho que tu salud depende en gran medida de las enfermedades que ha habido en tu familia. Pero, de hecho, estudios recientes han demostrado que nuestros genes tienen poco que ver con el tiempo que viviremos en total o con salud. A la larga, es la forma en que vivimos nuestra vida lo que influye más en nuestro bienestar.

La realidad es que el proceso de envejecimiento y las enfermedades relacionadas con la edad dependen en gran medida del estado de las mitocondrias.[1] Y la buena noticia es que el estado de tus mitocondrias está casi totalmente bajo tu control (y el de tu microbiota). Cuando utilices las estrategias de este libro para estimular el desacoplamiento, experimentarás mejoras que tal vez pensabas que estaban fuera de tu alcance. Tomando prestada una expresión de la película *El gran showman*, ¡tienes el poder de reescribir tus estrellas!

Tal vez recuerdes el estudio centrado en gemelos del que hablé en el capítulo uno, en el que los investigadores encontraron que la probabilidad de tener sobrepeso no tenía como base la genética, sino la salud mitocondrial.[2] Toma en consideración las implicaciones de este descubrimiento. Si eres obeso o tienes sobrepeso, como la gran mayoría de los estadounidenses, esta es una buena noticia. Tus genes no están escribiendo tu destino; solo ocurre que tus mitocondrias están haciendo un muy mal trabajo al quemar las calorías de los alimentos que consumes en el proceso de convertirlas en ATP. En lugar de desperdiciarlas a través del desacoplamiento, con demasiada frecuencia envían estas calorías a los almacenes de grasa. Ningún protón logra escapar por las salidas de emergencia del Club Mito. Esta es la diferencia clave entre el hermano gemelo que es propenso a engordar fácilmente y el que puede comer lo que quiera sin engordar ni un gramo.

Con el plan Código Keto aprenderás a convertir tus mitocondrias de tipo Prius en mitocondrias de tipo Ferrari; les indicarás que desperdicien combustible sin restricciones. Entonces incrementarán la quema de calorías y grasas, que no se convertirán en ATP. Esto, a su vez, estimulará a las mitocondrias a replicarse, así como a reparar cualquier daño que estén sufriendo. Cuando estos tres procesos se activan, se puede perder peso y conservar la buena salud sin esfuerzo. Como mi paciente Janet.

Ten una larga vida, como un colibrí

En la década de 1920, Raymond Pearl, biólogo estadounidense de la Universidad Johns Hopkins, propuso una hipótesis del envejecimiento llamada *teoría de la tasa de vida*. Por lo general, los animales más pequeños tienden a tener una vida más corta; por ejemplo, las moscas de la fruta viven un par de meses, mientras que los caballos están en este planeta entre veinticinco y treinta años. A partir de esta observación, Pearl planteó que cada animal tiene asignada una determinada cantidad de energía y que cuanto más rápidamente la utiliza, más corta es su vida. Esta idea gozó de popularidad durante décadas.[3]

Pero los pájaros planteaban un problema a esta teoría. A pesar de su pequeño tamaño (el cual, según la lógica de Pearl, debería corresponderse con una vida muy corta), las aves pueden llegar a una edad muy avanzada. Los loros pueden vivir más de ochenta años, mientras que los colibríes, que solo llegan a alcanzar una longitud de entre 7,5 y 10 centímetros, pueden vivir hasta diez años. El desacoplamiento mitocondrial se encuentra en la base de su larga vida. Los colibríes sumergen su pico en las flores para recolectar su preciado néctar, el cual contiene ácido retinoico, un tipo de polifenol que les da a las flores sus preciosos colores. El ácido retinoico activa las proteínas desacopladoras de los colibríes.[4] Podría ser que otras aves que viven mucho en relación con su tamaño coman varias plantas y semillas que se encuentran en la tierra o en el mar y que contienen compuestos que promueven el desacoplamiento.

LAS MITOCONDRIAS Y LA SALUD DEL CEREBRO

Nuestro cerebro es un órgano increíblemente complejo. No solo gobierna cada pensamiento, sentimiento y movimiento, sino que también es el único órgano grande que está compuesto por grasa en un sesenta o un setenta por ciento. Está formado principalmente por dos ácidos grasos de cadena larga omega 3 y omega 6: el ácido docosahexaenoico (DHA) y el ácido araquidónico (AA), respectivamente.

El cerebro humano es único entre el de los animales (con la excepción del de las ballenas y los delfines, pero esta es otra historia) en cuanto a la gran cantidad de DHA y AA que contiene. El tamaño del cerebro, el tamaño del hipocampo (el centro de la memoria del cerebro) e incluso la capacidad de la memoria se correlacionan con la cantidad de DHA que hay en el torrente sanguíneo.

Las grasas omega 3 y omega 6 son unos materiales de construcción excelentes; proporcionan los componentes básicos de las nuevas células cerebrales. Estas grasas también ayudan a las neuronas a funcionar de manera óptima y a promover el desacoplamiento mitocondrial.[5] Como recordarás, el desacoplamiento genera calor y produce dióxido de carbono (CO_2); y las neuronas aprecian ambos.[6] El calor adicional pone a las células del cerebro en un estado que les permite funcionar de manera más eficiente.[7] Y el CO_2 tiene el poder de dilatar los vasos sanguíneos de determinadas zonas, lo cual hace que el flujo sanguíneo aumente. Esto es positivo, porque cuando el flujo de sangre en el cerebro se ve restringido, puede haber todo tipo de consecuencias, desde dolores de cabeza hasta accidentes cerebrovasculares (esto último, en casos extremos). Además, todo este flujo sanguíneo adicional facilita una mayor producción de energía. A través del desacoplamiento mitocondrial, todas estas fuerzas convergen para ayudar a que el cerebro funcione mejor.

Alimentos grasos para el cerebro

El doctor Stephen Cunnane, un destacado investigador de la Universidad de Sherbrooke (Quebec), ha estudiado exhaustivamente los efectos del aceite TCM en el cerebro. En 2016, él y sus asociados publicaron una investigación que mostraba que el aceite TCM tenía un efecto positivo en el cerebro de pacientes con alzhéimer. Como veremos más adelante en este libro, incluso una pequeña dosis de aceite TCM (alrededor de una cucharada) tiene unos efectos positivos significativos sobre la actividad neuronal, incluso en pacientes que tienen enfermedades relacionadas con el cerebro. Un estudio en el que se hizo el seguimiento de cerebros sanos mostró un beneficio similar; la actividad de las mitocondrias de las neuronas aumentó significativamente después de tomar este aceite como suplemento.[8]

Respira hondo

Si alguna vez has hiperventilado, puede que notaras que los dedos de tus manos y pies se adormecían; tal vez incluso te mareaste. Estos efectos se debieron a que tus neuronas no estaban recibiendo suficiente dióxido de carbono y no podían hacer bien su trabajo. De hecho, cuando los neurocirujanos intervienen en el cerebro de un paciente, es una práctica común inducir la hiperventilación para reducir la cantidad de CO_2 en la sangre. Menos CO_2 se traduce en un flujo sanguíneo más lento y en un sangrado menor, dos factores que hacen que la intervención quirúrgica sea menos agresiva.

Por el contrario, las personas que practican el control de la respiración o aprenden a contenerla durante un período prolongado a menudo afirman que su percepción y cognición se incrementan. Al controlar la respiración, aumenta la cantidad de CO_2 en la sangre y el cerebro, lo cual hace que fluya más sangre a las neuronas.[9] A pesar de lo que puedas pensar, como cirujano cardíaco puedo asegurarte que contener la respiración, incluso durante períodos prolongados, no hace descender los niveles de oxígeno en la sangre, sino que hace subir los de CO_2, lo cual repercute en que las neuronas funcionen mejor.

El control de la respiración también apacigua el sistema nervioso simpático, que es responsable de la respuesta de estrés de lucha o huida. Cuando el cuerpo se encuentra en este estado meditativo, hace que las mitocondrias desacoplen aún más; así, tanto las neuronas como el resto del organismo reciben calor. Las respuestas del cuerpo a la respiración alterada ayudan a explicar por qué las personas entrenadas en el trabajo con la respiración, como los monjes budistas y Wim Hof, muestran una mayor tolerancia a las temperaturas bajo cero. También es sabido que Hof y los monjes que trabajan regularmente con la respiración pueden derretir la nieve y secar toallas mojadas usando el calor generado por su cuerpo, solo al cambiar sus patrones de respiración.[10] ¡Pueden agradecer este calor extra a la labor de desacoplamiento de sus mitocondrias!

UNA(S) CLAVE(S) PARA EL CORAZÓN

El desacoplamiento mitocondrial también presenta varios beneficios para la salud del corazón. En un famoso estudio llamado Estudio del Corazón de la Dieta de Lyon, médicos franceses y griegos compararon la dieta mediterránea con ácido alfalinolénico (ALA) añadido (el ALA es una grasa omega 3 de cadena corta que se encuentra en los aceites de colza y linaza) con la dieta baja en grasas recomendada por la Asociación Estadounidense del Corazón para determinar cuál sería más eficaz para prevenir ataques cardíacos recurrentes en personas que ya habían sufrido un evento coronario. Hallaron que la dieta mediterránea con ALA era muy superior a la dieta baja en grasas; tan superior, de hecho, que detuvieron el ensayo al cabo de tres años, porque no habría sido ético seguir pidiéndoles a los participantes que continuaran con la dieta baja en grasas.

¿Has pensado que los efectos de la dieta mediterránea con ALA se debieron a los pilares de la dieta mediterránea, es decir, el aceite de oliva y las verduras ricas en polifenoles? Si es así, has tenido un pensamiento razonable; yo mismo estoy seguro de que estos alimentos tan nutritivos jugaron un papel vital en el éxito de la dieta. Ahora bien, cuando los autores del estudio examinaron los resultados con mayor detenimiento, hallaron que solo era la cantidad de ALA que circulaba por la sangre de los participantes lo que se correlacionaba directamente con los resultados mejores. El ALA desencadenó el desacoplamiento en las mitocondrias presentes en los vasos sanguíneos, lo cual les permitió nutrir y reparar las centrales eléctricas de las células.[11] Pero el ALA no solo ayuda a mantener sanos los vasos sanguíneos. En otro estudio, una dieta rica en grasas basada en el ALA evitó el aumento de peso en comparación con una dieta cetogénica rica en grasas animales.[12] Una vez más, podemos agradecerle al desacoplamiento mitocondrial estos efectos. El ALA hizo que las mitocondrias desacoplaran y que se desperdiciaran calorías en lugar de que fuesen convertidas en ATP. Este es otro ejemplo más que muestra por qué elegir sabiamente las grasas supone una diferencia tan grande cuando se sigue una dieta «alta en grasas». Cuando se trata de la salud del corazón, una cucharada de aceite de linaza o de colza, ambos ricos en ALA, nos proporciona más poder desacoplador que, pongamos por caso, una cucharada de grasa de tocino.

Este efecto puede ser aún más pronunciado cuando se compara una dieta alta en DHA (siglas de ácido docosahexaenoico, ese ácido graso omega 3 de cadena larga mencionado anteriormente) con la dieta cetogénica clásica, que es alta en grasas omega 6. Al disfrutar de alimentos con DHA, obtenemos unos beneficios increíbles, algunos de los cuales son el desacoplamiento mitocondrial, la quema de grasa y la activación de los genes reguladores de la glucosa y los genes supresores de tumores. Cuando unos investigadores compararon una dieta basada en los omega 3 y otra basada en los omega 6, hallaron que los animales que seguían la dieta rica en DHA tenían unas mitocondrias que desacoplaban un cien por cien más, presentaban un treinta y cinco por ciento menos de masa grasa y tenían entre un cien y un trescientos cuarenta por ciento más de genes activados reguladores de la glucosa y supresores tumorales que los animales que consumían la comida rica en omega 6. ¡Además, su sistema inmunitario mejoró![13] Estas son muy buenas noticias. Cuando sigas el programa Código Keto y elijas las grasas desacopladoras en lugar de otros tipos de grasas, verás cómo tu salud sale beneficiada de formas maravillosas.

El ALA no es el único desacoplador que beneficia la salud del corazón: la melatonina también puede ayudar a prevenir las enfermedades cardíacas al mandar señales de desacoplamiento. Hace décadas que se sabe que las personas que trabajan en los turnos de noche tienen tasas mucho más altas de diabetes y enfermedades cardíacas que las que trabajan durante el día. Históricamente, esta diferencia se ha atribuido a un cambio forzado en el ritmo circadiano. En fechas recientes, investigadores de la Universidad de Texas realizaron un estudio para determinar si un aumento en la producción de melatonina podría proteger contra las enfermedades del corazón. Los autores del estudio utilizaron ratones modificados genéticamente propensos a sufrir aterosclerosis, una afección en la que se acumulan grasas y placa en las arterias del corazón, lo cual da lugar a obstrucciones. Cuando los investigadores aumentaron el nivel de melatonina de los ratones, ya fuera mediante ingeniería genética o suplementos, pudieron evitar que sus vasos sanguíneos se obstruyeran.[14]

Resultados como estos nos llevan a reconsiderar el concepto que tenemos de la melatonina y de su papel en la salud. Sostengo que tenemos que dejar de considerar que es una simple hormona del sueño y valorarla como una hormona multifuncional, antioxidante y desacopladora, que nos ayuda a protegernos de las enfermedades. Resulta que esta pequeña hormona es fundamental para el trabajo de reparación mitocondrial. Ciertamente, este trabajo de reparación suele tener lugar cuando estamos dormidos y no comemos, pero esto no significa que los efectos beneficiosos de la melatonina se limiten a que nos ayuda a dormir un poco. De hecho, sus efectos en nuestras mitocondrias son tan valiosos que es *obvio* (utilizo este término a conciencia) que deberíamos incluir alimentos ricos en melatonina, como pistachos y champiñones, en nuestra alimentación.

La nicotina, un desacoplador inesperado

Dejemos clara una cosa: fumar cigarrillos o cualquier otro tipo de producto que contenga tabaco es malo para la salud y se sabe que provoca cáncer, afecciones respiratorias y enfermedades cardíacas. Como médico, nunca en un millón de años te recomendaría que empezases a fumar cigarrillos, y si fumas, deja de hacerlo, por favor. Ya.

Dicho esto, hay una paradoja interesante asociada al acto de fumar: algunos estudios han mostrado que, junto con sus muchos peligros, presenta algunos beneficios. Uno de estos estudios, centrado en treinta mil médicos británicos, mostró que el hecho de fumar reducía la incidencia del párkinson en un treinta por ciento, un porcentaje impresionante.[15] Otras investigaciones han mostrado una correlación entre fumar y una probabilidad menor de padecer demencia, y entre fumar y un avance más lento de esta enfermedad.[16]

¿Cómo es posible que algo tan tóxico como el humo de los cigarrillos pueda ofrecer ciertos tipos de protección? La respuesta no está en el humo, sino en la nicotina, un compuesto presente en el tabaco de forma natural, que resulta ser un desacoplador mitocondrial.[17] Esta es quizá otra razón, más allá del consumo de alimentos ricos en fibra y polifenoles, por la que los fumadores kitavanos y europeos están tan delgados. Y ayuda a explicar por qué las neuronas de los fumadores son resistentes al deterioro cognitivo.

Hay formas de ingerir nicotina sin fumar, por supuesto: parches, chicles, gotas... Pero si sigues las pautas nutricionales del plan Código Keto, no necesitarás ninguno de estos suplementos. Es importante recordar que aunque la nicotina sea un gran desacoplador, genera adicción, lo cual es un problema mayor que los beneficios que pueda reportar.

LOS EFECTOS ANTICÁNCER, AL DESCUBIERTO

Muchos entusiastas del enfoque keto señalan los efectos beneficiosos que tienen las cetonas en la prevención y el tratamiento del cáncer.[18] De hecho, ha habido estudios que han confirmado el efecto protector de las dietas cetogénicas contra el cáncer, y en mi propia clínica he visto a pacientes con cáncer mejorar drásticamente al seguir la versión cetogénica de mi plan de la paradoja vegetal, que incluye el aceite TCM y alimentos y suplementos ricos en polifenoles.

¿Cómo combaten el cáncer las dietas cetogénicas? La teoría predominante, que fue propuesta por el doctor Otto Warburg, un bioquímico alemán del siglo XX que ganó un premio Nobel por su trabajo pionero sobre el metabolismo celular, era que las cetonas privaban de combustible a las células cancerosas; las mataban de hambre, literalmente. Sin embargo, cuanto más investigué los mecanismos cetogénicos, más me convencí de que el efecto de desacoplamiento es lo que rescata las mitocondrias disfuncionales y les ayuda a proteger sus células.[19] Deja que me explique.

Ya sabes que las células eucariotas dependen de las mitocondrias para hacer ATP. Recordemos algunos hechos: las células eucariotas (las que tienen un núcleo claramente definido) surgieron hace más de dos mil millones de años fruto de la evolución, cuando las antiguas células primordiales engulleron bacterias, lo que resultó en una relación mutuamente beneficiosa para ambas. A cambio de producir cantidades ingentes de energía (es decir, a cambio de producir ATP), las bacterias disponían de un lugar seguro en el que quedarse, con la ventaja añadida de que tenían la comida gratis, y acabaron por convertirse en las mitocondrias. Antes de engullir esas bacterias (las actuales mitocondrias), las antiguas células primordiales elaboraban su «moneda energética» por medio de la glucólisis. En este proceso, las proteínas o el azúcar son sometidos a fermentación, la cual da lugar a dos moléculas de ATP por cada molécula de proteína o azúcar. Compara este resultado con el que obtienen nuestras mitocondrias, que pueden producir treinta y dos moléculas de ATP con los mismos recursos. ¡No es en balde que se dice que son centrales eléctricas!

Si las ERO dañan repetidamente las mitocondrias, o si una alimentación alta en azúcar y grasa las degrada con el tiempo, la producción de energía se desplomará. Llegado este punto, la célula pasará a funcionar en una especie de «modo seguro»; volverá a recurrir a los viejos procesos de fermentación para hacer ATP en lugar de seguir confiando en que las mitocondrias harán su trabajo. Con el tiempo, la persistencia del «modo seguro» desencadenará una serie de procesos que acabarán con el funcionamiento normal de la célula. De hecho, la fermentación anulará una función celular importante llamada *inhibición por contacto*. En las células sanas, la inhibición por contacto les da la instrucción, cuando están creciendo, de que dejen de dividirse y crecer cuando empiezan a entrar en el terreno de una célula vecina. Pero cuando la célula se encuentra en el «modo seguro», sigue creciendo y dividiéndose por más vecinas que haya cerca. Esta es la razón por la que las células cancerosas crecen tan salvajemente, expandiéndose hasta apoderarse de órganos enteros o, incluso, proliferar en todo el cuerpo.

Cuando se «reanima» a las mitocondrias dañadas a través de los desacopladores y vuelven al trabajo, las células anormales que las alojan ya no tienen por qué seguir acudiendo a la fermentación para producir energía. En teoría —y como he visto en mi clínica—, el desacoplamiento mitocondrial ayuda a solucionar el problema, al permitir que las mitocondrias vuelvan a estar operativas. Ya no hay necesidad de mantener el modo seguro, es decir, los obsoletos procesos de fermentación, y el riesgo de que las células cancerosas sigan propagándose se reduce significativamente. De hecho, las células cancerosas pueden volver a convertirse en células normales cuando las mitocondrias vuelven a funcionar.

En realidad, muchos programas de tratamiento del cáncer «naturales» promueven el consumo de desacopladores mitocondriales, aunque no lo hagan intencionadamente y no se refieran a ellos como tales. La dieta Budwig se basa en grandes cantidades de aceite de linaza (lleno de polifenoles ALA y lignanos) y en un queso blando fermentado llamado *quark*. La terapia Gerson utiliza enemas de café. Tanto el régimen Gonzalez, creado por el fallecido doctor Nicholas Gonzalez,[20] como el Hippocrates Health Institute ('instituto de salud Hipócrates') recomiendan verduras, zumos y ayunos prolongados. Todas estas terapias tienen dos factores clave en común: promueven la generación de cetonas y requieren ingerir desacopladores.

Me gustaría ofrecer una prueba más: los trabajadores por turnos no solo tienen índices más altos de diabetes y enfermedades cardiovasculares; también presentan tasas más altas de cáncer, de mama sobre todo. ¡Vuelven a hacerse manifiestos los problemas asociados a la producción insuficiente de melatonina![21] Y, por supuesto, hay estudios que muestran que la melatonina tiene el poder de prevenir y revertir el cáncer a través de mecanismos de desacoplamiento, y mejora el funcionamiento de las mitocondrias en el proceso.[22]

Por lo tanto, actualmente estoy recetando lo que muchos considerarían unas dosis de melatonina ultraltas, hasta 100 miligramos al día en dosis divididas, a algunos de mis pacientes con un diagnóstico de demencia o cáncer, para fomentar que sus mitocondrias se recuperen y vuelvan al trabajo. (Incluso estoy usando esta estrategia con nuestra querida y vieja perra *labradoodle*, Pearl, a la que conocerás en los agradecimientos. Le hemos estado dando 44 miligramos de melatonina al día, junto con otros desacopladores, durante el último año para tratar y revertir lo que nuestro veterinario había diagnosticado como un cáncer de vejiga obstructivo e inoperable. Hace un año, Pearl no podía vaciar su vejiga. Dos semanas después de empezar a tomar suplementos, comenzó a orinar como un caballo de carreras, y no ha tenido ningún problema desde entonces. ¡Supongo que sí que se le puede enseñar un truco nuevo a un perro viejo!).

La teoría de que la disfunción mitocondrial es el problema que subyace en el cáncer es convincente.[23] Esto significa que si llevamos una alimentación que promueva el desacoplamiento y la reparación de las mitocondrias disfuncionales podemos ayudar a evitar que el cáncer eche raíces.[24] Si los kitavanos, que son fumadores empedernidos, pueden vivir hasta una edad tan avanzada y permanecer libres del cáncer y las enfermedades cardíacas, ciertamente vale la pena considerarlo.

Remedios medievales

Me gusta mucho estudiar la historia. De hecho, mi especialidad como estudiante en la Universidad Yale fue la biología evolutiva humana; allí examiné cómo los cambios en el suministro de alimentos y en el entorno moldearon la forma en que evolucionaron los seres humanos tanto desde el punto de vista físico como en el terreno social. Años más tarde, examiné con detenimiento la historia del comercio de especias.

En la Edad Media, ir de Europa al noreste de África y Asia, o tomar una ruta marítima alrededor de la punta de África hasta llegar a la India y las islas de las Especias (que actualmente forman parte de Indonesia) constituían unos viajes increíblemente largos y arduos. De hecho, algunos historiadores estiman que, en la Edad Media, el cincuenta por ciento de los comerciantes de Italia, Portugal, Holanda e Inglaterra murieron en su empeño por conseguir hierbas y especias en tierras lejanas. Esto me lleva a preguntarme qué motivaba a los comerciantes de especias a asumir un riesgo tan grande.

Ciertamente, el hecho de que las especias fuesen un producto raro hacía que su precio fuese elevado, y el comercio de especias era un negocio lucrativo. Pero ¿qué hacía que fuesen tan codiciadas, dejando de lado su valor culinario? ¿Podría ser que sus efectos sobre el organismo humano incrementasen su valor? ¿Y si el comercio de especias fue en realidad el primer tipo de comercio de medicamentos, más que tener como único objetivo el de condimentar comidas? Algunas de las especias más preciadas —la cúrcuma, el clavo y el jengibre— son ricas en polifenoles; vale la pena tenerlo en cuenta.

Muchas especias ya tenían un gran valor antes de la Edad Media. Por ejemplo, cualquiera que haya visto un espectáculo navideño de los que representan el nacimiento de Jesús está familiarizado con la historia de los Reyes Magos, que trajeron al niño Jesús oro, incienso y mirra. La Biblia te dirá que estos regalos tenían un significado espiritual... ¡pero el incienso y la mirra también tienen valor como desacopladores mitocondriales![25] Ambos compuestos provienen de la resina de árboles (la *Boswellia* y la *Commiphora abyssinica*, respectivamente) y se utilizaron para crear no solo aceites y perfumes, sino también varios ungüentos que tenían unos efectos antiinflamatorios y anticancerosos potentes. Actualmente sabemos cuál es su mecanismo de acción, pero los Reyes Magos ya conocían su valor hace miles de años. La misma regla es aplicable a la más cara de todas las especias antiguas: el azafrán, procedente de la flor del *Crocus sativus*, tan poco común que incluso se utilizó como moneda (¿conoces el dicho «(esto) vale su peso en oro»?). Si utilizas azafrán al cocinar, sabrás que aporta un sabor muy sutil y que tiñe todo de color dorado. Ahora bien, tiene pocos rivales como desacoplador mitocondrial que combate las especies reactivas de oxígeno (ERO) a la vez que protege las neuronas.[26] De hecho, en ensayos controlados con placebo, el azafrán fue más eficaz (y mejor tolerado) que el donepezilo (Aricept), el medicamento para el alzhéimer más recetado para tratar el deterioro cognitivo de leve a moderado.[27] ¡Este es el tipo de especia del que todos podríamos beneficiarnos! Echa un vistazo a las diversas opciones ricas en polifenoles, muchas de las cuales probablemente estén en tu alacena de las especias en este momento, en el cuadro siguiente.

HIERBAS Y ESPECIAS RICAS EN POLIFENOLES

En este cuadro se relacionan las hierbas y especias según su contenido en polifenoles (de más a menos). Toma nota de lo siguiente: ¡incluso el tomillo, que se encuentra en último lugar en la lista, alberga una cantidad de polifenoles increíble! Y, por supuesto, siempre que se trata el tema de las especias en relación con los polifenoles hay que referirse al jengibre y la cúrcuma. Si bien el contenido en polifenoles de estas dos especias es menor que el que albergan algunas de las especias de la lista, ambas son desacopladores mitocondriales potentes, además de que promueven la mitogénesis.[28] Con efectos como estos, no necesitas que Simon y Garfunkel te digan qué se vendía en la feria de Scarborough: perejil, salvia, romero y tomillo.* ¡Unos desacopladores potentes ricos en polifenoles! Se diría que los antiguos eran unos consumidores bastante inteligentes después de todo, pues aprovechaban los beneficios del desacoplamiento, favorables a la vida, que ofrecían estas hierbas y especias extraordinarias.

Clavo de olor	Romero
Canela	Salvia
Pimienta de Jamaica	Estragón
Mejorana	Grano de pimienta
Orégano	Tomillo[29]
Menta	

---

* N. del T.: Simon & Garfunkel fue un dúo de *folk rock* estadounidense que gozó de popularidad en la década de 1960. En una de sus canciones, *Scarborough Fair* [Feria de Scarborough], se dice que ahí vas a encontrar los cuatro productos mencionados.

La cantidad de tiempo que puedes vivir con salud no la determinan tus genes. Depende de ti comer alimentos que les indiquen a tus mitocondrias que desacoplen, con el fin de favorecer tu propio bienestar. Antes de continuar es importante que señale que las especias y los polifenoles, si bien ejercen el desacoplamiento mitocondrial directamente, no siempre son bien absorbidos por el cuerpo humano. De todos modos, no dejan de ser unos prebióticos excelentes para la microbiota, a la que ayudan a producir posbióticos fundamentales como el butirato, así como otros AGCC imprescindibles. Además, la microbiota ayuda a transformar los polifenoles de los alimentos y especias en otros compuestos, más activos, que se pueden absorber fácilmente y que indican a las mitocondrias que ha llegado el momento de desacoplar.

Con esto en mente, comencemos a abordar una puesta a punto general de tu cuerpo que desencadenará la producción de cetonas y mejorará tu salud al máximo.

CAPÍTULO 8

LA PARADOJA NUTRICIONAL

M uchos estudios epidemiológicos y sobre nutrición han mostrado fuertes asociaciones entre un alimento o un tipo de alimentación en particular y la aparición de una enfermedad (o, en algunos casos, la prevención de algún tipo de enfermedad). Por ejemplo, muchas veces me he referido al famoso Estudio de los Siete Países de Ancel Keys, que fue uno de los primeros en concluir que la alimentación –las grasas saturadas, en concreto– tiene un papel en las enfermedades cardiovasculares. Keys indicó que la alimentación rica en grasas saturadas estaba fuertemente asociada con la muerte por enfermedad coronaria, pero no pudo probar que las grasas saturadas *causaran* las enfermedades cardíacas.[1]

Cuando Keys inició su investigación, analizó la alimentación de varias culturas de todo el mundo. Tomó nota de los distintos patrones alimentarios y los diversos estilos de vida, y de cómo las distintas variedades alimentarias podían relacionarse con las enfermedades cardíacas y vasculares. A pesar de que comenzó estudiando la población de muchos países, acabó por centrarse en siete solamente: Estados Unidos, Italia, Finlandia, Yugoslavia, Grecia, Japón y los Países Bajos. A partir de la investigación que llevó a cabo en estos países, afirmó que las modalidades alimentarias altas en grasas animales saturadas incrementaban significativamente las probabilidades de morir de un ataque al corazón. Cuando se examina su investigación, es muy fácil concluir que las grasas saturadas fueron las causantes de las enfermedades cardíacas. De hecho, tanto el Gobierno de Estados Unidos como la mayor parte del *establishment* médico aceptaron de inmediato este hallazgo y establecieron unas pautas alimentarias a partir de ahí.

Pero en su afán por proteger la salud pública, esos funcionarios pasaron por alto un principio importante de la investigación científica: la correlación no equivale a causalidad. El solo hecho de que las personas de ciertos países consuman muchas grasas saturadas no significa que este tipo de alimentación sea directamente responsable de las enfermedades cardiovasculares. Hay otros factores en juego.

Deja que me explique. Cuando vemos la lista de países que Keys eligió estudiar, no puedo evitar preguntarme por qué Francia no entró en la lista. Se encuentra cerca de Italia y los Países Bajos, y es conocida por su cultura epicúrea. Los franceses comen muchas grasas saturadas; sin embargo, se mantienen saludables. Los franceses consumen el doble de queso y el *cuádruple* de mantequilla que los estadounidense, pero solo ciento cuarenta y tres de cada cien mil hombres franceses de mediana edad mueren a causa de una enfermedad coronaria.[2] ¿Sabes cuántos hombres estadounidenses de mediana edad mueren de resultas de una enfermedad coronaria? ¡Trescientos quince de cada cien mil! Sospecho que la razón por la que Keys no incluyó a Francia en su estudio es que los datos no habrían encajado con su hipótesis. Si su argumento hubiese sido acertado, los franceses tendrían que estar sufriendo ataques al corazón de forma generalizada.

Para complicar aún más las cosas, los habitantes de Toulouse, una ciudad situada en el suroeste del país, tienen menos probabilidades de morir de una enfermedad coronaria que todos los otros habitantes de Francia. Esta ciudad se enorgullece de sus patés de hígado de ganso y pato, su grasa de pato, sus salchichas y su sorprendente variedad de quesos. (Impartí una conferencia allí, y me sorprendió muchísimo lo increíble que era la comida local). Pero a pesar de la prevalencia de las grasas animales saturadas, contenidas sobre todo en alimentos como el queso, la mantequilla y el hígado graso que es la base del paté, las probabilidades de morir de un infarto en Toulouse siguen siendo asombrosamente bajas.

No estoy haciendo referencia al Estudio de los Siete Países para dar a entender que es apropiado llevar una alimentación rica en grasas saturadas para beneficiarse de las cetonas. Recuerda que es posible trascender las limitaciones de la dieta cetogénica tradicional alta en grasas; se pueden comer muchos alimentos vegetales y aun así cosechar todos los beneficios mitocondriales que aporta el protocolo cetogénico (incluida la pérdida de peso). Estoy hablando del estudio de Keys para poner un ejemplo de lo que sucede cuando confundimos la correlación con la causalidad. Mucho de lo que nos han enseñado acerca de lo que es una alimentación saludable proviene de asociaciones, no de evidencias causales directas. Y antes de exponer el plan Código Keto, quiero que tomes en consideración el hecho de que algunas de las reglas de la alimentación saludable que puedes haber aceptado como incuestionables podrían no ser tan impecables como pensabas.

Por ejemplo, contempla todas esas grasas que comen los franceses. Se entregan a los productos lácteos, especialmente los quesos de leche de cabra y oveja y la mantequilla (y, por lo tanto, al butirato) con regularidad. ¿Ves adónde quiero ir a parar? Todos estos alimentos deliciosos son muy buenas fuentes de TCM y, en el caso de los quesos, son una fuente de TCM más poliaminas y los ácidos grasos de cadena impar C15 y C17. ¡Es difícil encontrar un paquete desacoplador más perfecto! Esto en cuanto a que las grasas lácteas en su conjunto son enemigas de la salud.

De hecho, un nuevo estudio de finales de 2021, una continuación del innovador Estudio del Corazón de Framingham —el ensayo de mayor duración que se ha realizado hasta la fecha sobre la alimentación y el estilo de vida—, mostró que el consumo de cuatro ácidos grasos ofrecía protección contra las enfermedades coronarias (y, por si fuera poco, permitía pronosticar la duración de la vida de quienes los consumían). Redoble de tambores, por favor: probablemente no te sorprenderá la información de que estas grasas buenas incluían el ácido docosahexaenoico (DHA; una grasa omega 3), el ácido palmitoleico (C16:1n7; se encuentra principalmente en el aceite de nuez de macadamia y el aceite de espino amarillo), el ácido behénico (C22; es un ácido graso de cadena muy larga contenido en el aceite de colza y, de nuevo, en las nueces de macadamia) y, finalmente, el ácido mirístico (C14; se encuentra en el coco y los productos lácteos). La conclusión es que las grasas no son las «chicas malas» que tantos expertos en salud nos han dicho que son. Por lo tanto, toma un poco de DHA, no te prives de comer nueces de macadamia y no evites el queso ni la leche de coco. ¡Al comer estos alimentos, estarás fomentando un estado de salud excelente a través del desacoplamiento![3]

Echemos un vistazo a otra confusión entre la correlación y la causalidad que ha influido en lo que pensamos sobre la alimentación. La melatonina es un antioxidante y una hormona que recomiendo de todo corazón a mis pacientes. Sin embargo, casi siempre que la menciono, oigo este comentario: «¿La hormona del sueño?». Es cierto que la cantidad de melatonina presente en el cuerpo (esta hormona la producen tanto la glándula pineal como nuestras mitocondrias) aumenta a medida que se acerca la hora de acostarse. Entonces tenemos sueño. Ahora bien, ¿significa esto que la melatonina *induce* el sueño? Sería un error fácil de cometer, ya que sería fácil confundir la correlación con la causalidad en este caso. Pero ¿y si nuestro nivel de melatonina aumenta con otra finalidad? ¿Y si el objetivo del incremento de la melatonina no es tanto alentar el sueño como inducir otro proceso fundamental que se lleva a cabo mejor durante el ciclo del sueño? Esto significaría que el sueño y el aumento de la melatonina están asociados, pero no que el sueño provoque un aumento de la melatonina, o viceversa.

A estas alturas ya sabes que la melatonina hace la función de «guardia de seguridad» en el Club Mito; ayuda a las mitocondrias a repararse. También sabes que la melatonina puede actuar como un desacoplador mitocondrial en sí misma. Tal vez este sea el verdadero propósito de la hormona. Después de todo, cuando estamos dormidos no comemos (cabe esperar). Cuando llevemos ocho horas sin comer, el cuerpo tendrá poca glucosa, el nivel de insulina estará bajo y las células adiposas liberarán ácidos grasos libres (AGL). Los AGL pueden llevar a cabo el desacoplamiento mitocondrial directamente, por supuesto; al menos, en las células no cerebrales. Y, ciertamente, algunos de esos AGL se dirigirán al hígado, donde serán convertidos en cetonas.

¡Pero aguarda, hay más! Ahora llega la melatonina. La bomba ha sido cebada, por así decirlo; las mitocondrias ya se están nutriendo a través del desacoplamiento. Se están multiplicando, están compartiendo su carga de trabajo y están listas para la importante labor de reparación que lleva a cabo la melatonina. Todos los procesos están conectados, a lo largo de un período de veinticuatro horas, para ayudar a que las mitocondrias se mantengan en plena forma. Los distintos desacopladores se unen para promover la salud y la longevidad.

Una vez más, supusimos que la correlación es lo mismo que la causalidad, y es probable que esta sea la razón por la cual la comunidad científica no entendió la importancia del desacoplamiento mitocondrial para la pérdida de peso, la salud y la longevidad durante tanto tiempo. ¡Nuestras suposiciones nos hicieron buscar en todos los lugares equivocados!

ES LA HORA DE UNA PUESTA A PUNTO

Cualquier entidad bien diseñada necesita mantenimiento y conservación. Esto incluye el cuerpo humano. Como en el caso de los automóviles, debemos seguir las pautas de uso del fabricante y asegurarnos de reparar el cuerpo según sea necesario. ¡Esto es lo que hará que la garantía siga siendo válida!

Estoy seguro de que tu automóvil tiene algún tipo de sensor que te indica cuándo es hora de pasar la siguiente revisión de mantenimiento. Los autos más nuevos son tan sofisticados que pueden tener en cuenta cuánto desgaste ha soportado el vehículo y ajustar el recordatorio de la revisión en consecuencia. Es probable que tu coche también tenga una luz de «revisar el motor», un mensaje de advertencia que te indica que algo no está bien. El fabricante de tu automóvil sabe exactamente cuánto tiempo puede pasar antes de que necesite someterse a la revisión de mantenimiento. También sabe cuándo está fallando una pieza fundamental del motor o si va a fallar próximamente. (Por cierto, nunca he estado en un taxi de Nueva York que no tenga encendida la luz de «revisar el motor». ¡Quizá sea indicativo del desgaste que experimentan estos vehículos!).

El cuerpo también tiene intervalos de mantenimiento programados. Antes me he referido a la melatonina por una razón. El intervalo de mantenimiento para las mitocondrias es de veinticuatro horas. Mientras el cuerpo descansa, los desacopladores ayudan a garantizar que las mitocondrias son objeto de las reparaciones que tanto necesitan. Además, el cuerpo también tiene muchas luces integradas de «revisar el motor». La presión arterial alta, un nivel alto de glucosa en sangre en ayunas, un porcentaje elevado en la prueba HbA1c, la disfunción eréctil, la depresión, las enfermedades autoinmunes, la pérdida de memoria, el agotamiento y el cáncer, por nombrar solo algunas de las «luces», son advertencias de que son necesarias labores de mantenimiento.

Este mantenimiento comienza con una mirada atenta a la alimentación. Por desgracia, hasta el setenta por ciento de los alimentos que comen los estadounidenses son altamente procesados; están llenos de azúcares añadidos, aceites vegetales y conservantes. ¡No son precisamente combustible de calidad para meter en el depósito! Pero con demasiada frecuencia nos apresuramos a abalanzarnos sobre el «enemigo» alimentario del momento y cometemos el mismo error que Keys cometió en su día: confundir correlación con causalidad. Nuestros alimentos procesados están cargados de grasas y azúcares, sí, pero algunos de los alimentos que se dice que son «malos» podrían ser meros espectadores inocentes.

Por ejemplo, algunos de mis amigos y colegas ponen el grito en el cielo por lo dañinos que son los ácidos grasos poliinsaturados para la salud. Ahora dicen que la culpable de la inflamación desenfrenada y de casi todos los problemas de salud graves imaginables es la horrenda cantidad de ácido linoleico —una grasa omega 6 de cadena corta— y de ácido alfalinolénico —una grasa omega 3 de cadena corta— que consume la gente; ambas grasas se encuentran en los aceites vegetales comunes.

¡No nos precipitemos! Tanto el ácido linoleico como el alfalinolénico son ácidos grasos esenciales. Esto significa que los necesitamos para sobrevivir, y dado que nuestro cuerpo no los produce por sí solo, tenemos que consumirlos. Da la casualidad de que la mayoría de los lípidos importantes de las mitocondrias se elaboran a partir de estas grasas. Al parecer, no podemos vivir con ellos pero tampoco sin ellos... ¿Qué está ocurriendo? Como se señala en un artículo reciente publicado por investigadores del prestigioso Instituto Van Andel (ubicado en Grand Rapids, Míchigan), las grasas poliinsaturadas sí son importantes para que las mitocondrias funcionen de manera óptima, pero las mitocondrias no pueden servirse de ellas cuando el azúcar está demasiado presente en la alimentación. Más concretamente, una cantidad excesiva de azúcar evita el desacoplamiento mitocondrial. Es fácil decir que las grasas poliinsaturadas son problemáticas, pero lo que ocurre es que estos ácidos grasos esenciales solo son culpables por asociación. El verdadero problema es todo el azúcar no esencial que está presente. La buena noticia es que adoptar la dieta del programa Código Keto les permite a las mitocondrias volver a utilizar las grasas poliinsaturadas; esta modalidad alimentaria apoya los procesos normales de desacoplamiento.[4]

También tenemos que fijarnos en *cuándo* comemos y *cómo* comemos. La mayoría de nosotros comemos a lo largo de dieciséis horas al día o más. Este es un problema que tiene un impacto en la salud pública; los estudios muestran que el 88 % de los estadounidenses de mediana edad son resistentes a la insulina. Para empezar, solo alrededor de un tercio de los adultos que tienen un peso normal son metabólicamente flexibles (capaces de pasar de quemar glucosa a quemar ácidos grasos libres [AGL]). Y solo alrededor del 8 % de los adultos con sobrepeso y el 0,5 % de los adultos obesos gozan de flexibilidad metabólica.[5] Vuelve a leer lo que acabo de exponer para asimilar bien la información: si eres un estadounidense adulto con sobrepeso, podrías formar parte del 92 % que no puede quemar grasa cuando es necesario. Si eres un estadounidense obeso, podrías formar parte del 99,5 % de la población adulta obesa que tiene este mismo problema. Es decir, la gran mayoría de las personas obesas no pueden realizar el importante cambio metabólico consistente en pasar de quemar glucosa a quemar grasa.

¿Qué significa esto? Desafortunadamente, incluso cuando dejamos de comer y nos vamos a dormir todas las noches, nuestros AGL, almacenados en nuestras células adiposas, no se liberan. El alto nivel de insulina impide que esto ocurra. (Francamente, incluso si se liberaran, el altísimo nivel de insulina evitaría que las mitocondrias los quemaran como combustible). Puesto que los AGL no salen de las células adiposas, no se producen cetonas y no se envían a las mitocondrias señales para que desacoplen. No se elude la producción de calorías. No hay mitogénesis. No se efectúan reparaciones.

Y ocurre algo aún peor: el nivel de insulina constantemente alto evita que la glucosa llegue adonde se la necesita en el cuerpo. En consecuencia, el cerebro pasa hambre por la noche; en este período, las cetonas deberían alimentar las neuronas hasta la mañana. Además, al no haber cetonas que indiquen que es hora de entrar en el importantísimo «modo de desacoplamiento y reparación», las neuronas no son reparadas. (¡Si no hay desacoplamiento, nadie se ocupa de limpiar el Club Mito!). Con el tiempo, las neuronas están cada vez más dañadas y pueden morir, lo cual conduce al deterioro cognitivo. ¡Deberías considerar cualquier dificultad cognitiva o cualquier síntoma neurológico como una luz roja brillante intermitente que te está indicando que hay que revisar el motor!

VUELVE A REVISAR TU PÓLIZA DE SEGURO

Si vas a invertir en una puesta a punto completa de tu cuerpo, probablemente querrás asegurarte de no poner en riesgo tu vehículo innecesariamente. Muchos de nosotros tomamos decisiones todos los días que socavan nuestros mejores esfuerzos encaminados a mantener nuestras piezas en buen estado. Además de que comemos demasiado y demasiado a menudo, también es importante que conozcamos los factores aparentemente pequeños que afectan a la salud mitocondrial. Por ejemplo, medicamentos habituales para la presión arterial como los betabloqueadores pueden inhibir la producción de melatonina hasta en un ochenta por ciento.[6] Otros fármacos muy utilizados, como los antibióticos de amplio espectro, los medicamentos antiinflamatorios no esteroideos (AINE) y los bloqueadores del ácido estomacal, también evitan el desacoplamiento. Pero incluso si no tomamos ningún medicamento con receta o de venta libre, hay dos influencias ambientales que dañan el funcionamiento de las mitocondrias y es absolutamente esencial evitar: la luz azul y el herbicida glifosato (también conocido por su nombre comercial, Roundup).

El daño invisible que provocan los AINE

Si estás familiarizado con alguno de mis libros de la serie *Paradox*, tal vez recuerdes que uno de los siete disruptores mortales (o factores que causan un incremento indebido de la permeabilidad intestinal y una inflamación excesiva) es el uso desmedido de AINE como la aspirina, el ibuprofeno (Advil) y el naproxeno (Aleve). En uno de los libros, los comparé con granadas de mano que tienen el poder de hacer agujeros en la pared intestinal. (Mantengo esa declaración).

¿De qué manera ocasionan tantos estragos en el intestino? Cuando son absorbidos por la pared intestinal, los AINE hacen que las mitocondrias de las células que recubren esa pared desacoplen de forma drástica. Lo hacen con la misma fuerza y poder que el DNP, ese peligroso fármaco empleado para bajar de peso del que hablábamos en el capítulo cuatro (incluso se los ha comparado con el DNP en ciertos estudios).[7] Este tipo de respuesta de desacoplamiento abrumadora hace que las células mueran debido a que les falta mucho ATP, lo cual hace que se cree un agujero enorme en la pared intestinal. Este es un ejemplo más, y bastante dramático, de que cuando se trata de desacoplar, no hay que pasarse. Si no tenemos cuidado, podemos tener demasiado de algo bueno.

Nuestros teléfonos móviles, las luces LED, los ordenadores y las pantallas de televisión emiten una luz azul que tiene, como efecto directo, el incremento de la generación de ERO en la retina; también impide que se produzca el desacoplamiento mitocondrial protector adecuado. Con el tiempo, el resultado es la degeneración macular. Por otra parte, el glifosato (Roundup), una toxina que se rocía en los cultivos convencionales como herbicida desecante antes de la cosecha, no solo daña nuestra microbiota y altera la permeabilidad intestinal, sino que además, como es lógico, perturba directamente los mecanismos de desacoplamiento, incluida la capacidad de las mitocondrias de autorrepararse.[8] Hay que evitar estos disruptores a toda costa, y aunque son omnipresentes en nuestra vida, es posible hacerlo. Ponte unas gafas de las que impiden el paso a la luz azul para mirar pantallas por la noche y procura que no haya cualquier tipo de luz azul en tu habitación cuando estés durmiendo. Para evitar ingerir glifosato, trata de elegir alimentos y vinos ecológicos en la medida de lo posible.

La buena noticia es que, en general, incluso las máquinas más estropeadas se pueden reparar, o al menos se puede hacer que funcionen un poco mejor. Puesto que tus células han sufrido tantos daños, necesitarás más que un simple cambio de aceite (el equivalente a una limpieza o un programa de pérdida de peso de dos semanas) para que tus mitocondrias vuelvan a estar en plena forma. Necesitas una puesta a punto completa. Este es exactamente el proceso que vamos a acometer en breve.

El programa Código Keto aprovecha el poder de los TCM para crear cetonas desacopladoras incluso cuando el nivel de insulina está alto. Este plan le dará a tu microbiota la fibra que necesita para producir posbióticos desacopladores como el butirato. Acortará progresivamente tu período de ingesta para que tu organismo produzca más cetonas y ácidos grasos libres. Y al consumir alimentos y especias ricos en polifenoles, convertirás tu Prius averiado en un Ferrari en perfecto estado. Desacoplarás no solo para sobrevivir, sino para estar realmente mejor.

¡Empecemos con la puesta a punto!

CAPÍTULO 9

EL PROGRAMA CÓDIGO KETO

El objetivo del programa Código Keto es encontrar tu punto ideal: ese lugar tipo «Ricitos de Oro» en el que suficientes mitocondrias desacoplan para respaldar tus objetivos de salud y pérdida de peso, sin excederse. Cuando comes alimentos que nutren tu microbiota (y, en consecuencia, estimulan tus mitocondrias y las inducen a desacoplar), puedes curar tu intestino, reducir la inflamación y estimular la capacidad de las mitocondrias de desperdiciar combustible, para que ello te ayude a perder peso. El factor clave es elegir alimentos que promuevan la producción de cetonas y apoyen el funcionamiento de las mitocondrias. Esto significa que podrás disfrutar de un abanico de alimentos mucho más amplio que con una dieta cetogénica tradicional.

No solo efectuaremos algunos cambios en *lo que* comes; también vamos a realizar ajustes en *los momentos* de comer. Al seguir mi protocolo de alimentación con tiempo restringido (al que denomino *cronoconsumo*) les proporcionarás a tus mitocondrias la revisión de mantenimiento que necesitan para mejorar la flexibilidad metabólica, aumentar la sensibilidad a la insulina, incrementar tus niveles de energía y mejorar tu salud en general.

El programa alimentario en sí es bastante sencillo; lo presentaré dentro de un momento. Pero antes de hacerlo, examinemos con mayor detenimiento los tres objetivos de este programa:

1. **Crear cetonas:** la práctica de la alimentación restringida en el tiempo ayudará a que las células adiposas se desprendan de los ácidos grasos libres (AGL), los cuales se convertirán en cetonas en el hígado. Y consumir aceite TCM o alimentos que contengan TCM, como productos derivados de la leche de cabra u oveja, hará que se creen cetonas directamente.

2. **Rejuvenecer la microbiota:** suministrarás muchos prebióticos a tus amigos intestinales al comer fibra soluble, a partir de los cuales producirán posbióticos. Además, los vinagres y otros productos fermentados proporcionan una inyección directa de posbióticos (posbióticos, sí; no probióticos), los cuales, según se ha demostrado, rehabilitan drásticamente las microbiotas diezmadas (y la tuya probablemente lo esté).[1] Pero si necesitas tomar suplementos, también puedes comprar posbióticos preformados, para incorporarlos directamente al organismo (ofrezco una lista de los suplementos que recomiendo en el apéndice [página 249]).

3. **Desacoplar con polifenoles vegetales:** consumir alimentos ricos en polifenoles y otros nutrientes de origen vegetal impulsará el desacoplamiento mitocondrial.

Si comes de acuerdo con estas pautas, podrás optar entre una gran cantidad de alimentos diferentes. No te voy a «obligar» a comer nada que no quieras; este programa fue creado pensando en la flexibilidad y en proveer de opciones. Ya seas vegetariano u omnívoro, un devoto de la dieta paleolítica o un vegano empedernido, puedes comer bien y *disfrutar* de la comida otra vez. Solo te pido que amplíes tu perspectiva para que te alimentes pensando en la salud de tu microbiota y tus mitocondrias, lo cual, por supuesto, es lo mismo que pensar en *tu* salud.

Cuando les des a tus amigos intestinales los alimentos que les gustan (verduras de hoja verde, jícamas, alcachofas o semillas de lino molidas, solo por poner algunos ejemplos), tus buenas bacterias intestinales te devolverán el favor multiplicándose, expulsando a los «malos chicos» y restableciendo el equilibrio de tu microbiota. (Prescindir de los azúcares artificiales y las grasas malas, elementos que, lamentablemente, constituyen una parte predominante de la dieta cetogénica tradicional, también es parte de esta ecuación). Por eso, este plan alimentario se centra en las tres P: los probióticos, los prebióticos y los posbióticos. Al alimentar con prebióticos (fibras fermentables y polifenoles procedentes de vegetales) a los probióticos (tus amigos intestinales), estos producirán posbióticos (los AGCC y gases que actúan como compuestos señalizadores), que tienen el poder de reparar tu pared intestinal, proteger tu cerebro y, por supuesto, hacer que tus mitocondrias desacoplen, con el fin de que pierdas peso, tengas más energía y goces de mejor salud a corto y largo plazo.

Este nuevo régimen también aprovecha el poder de las cetonas y los AGL. Estas moléculas señalizadoras vitales llaman la atención de las mitocondrias y les indican que desacoplen. Este es el punto en el que este programa realmente difiere de las dietas cetogénicas tradicionales: solo nos interesa la cantidad adecuada de cetonas y AGL para obtener los mejores resultados. La mayoría de nosotros no producimos cetonas en un período de veinticuatro horas, lo cual es bastante negativo. Pero —¡atención, ahí va un *spoiler* cetogénico!— estar en estado de cetosis de forma constante es incluso peor. Ello puede hacer que el cuerpo se inflame aún más y se vuelva más resistente a la insulina.[2] Es por eso por lo que el ketoconsumo, que será la materia del próximo capítulo, es un componente esencial de este programa; le permitirá a tu cuerpo llegar a ese punto ideal en el que producirá suficientes cetonas para promover la flexibilidad metabólica en lugar de obstaculizarla.

¿QUÉ HAY EN EL MENÚ?

Tal vez estés pensando: «Esto suena bien, doctor Gundry. Pero ¿qué tiene que haber en mi plato?». Obviamente, cuantos más alimentos enteros puedas comer, mejor. Tienes que llenar tu plato con muchas verduras que contengan fibra prebiótica y polifenoles. También puedes disfrutar de los frutos secos y algunas semillas; productos lácteos derivados de la leche de oveja y la de cabra; lentejas y otras legumbres cocidas a presión; algunos pescados, mariscos y moluscos salvajes, y si lo deseas, aves criadas en libertad, huevos enriquecidos con omega 3 y algo de carne de vacuno, cordero, cerdo o caza procedente de animales alimentados con pasto y acabados con pasto.* También puedes comer, *ocasionalmente*, algunas frutas prebióticas, de temporada y con bajo contenido en fructosa, o adoptar la práctica de los zumos a la inversa (consulta la página 158) todo el año.

Asimismo, puedes tener éxito con este plan alimentario sin consumir productos de origen animal. De hecho, ¡te animo a que limites tu consumo de proteína animal! Pero la elección es tuya. Por mi parte, incluso incorporaré una copa de vino tinto o champán a la cena y un trozo de chocolate extraamargo o mi delicioso helado desacoplador (consulta la página 241) como postre. En

---

* N. del A.: Hay una gran diferencia entre «alimentado con pasto» y «alimentado con pasto y acabado con pasto». (En Estados Unidos) no existe una definición federal de «alimentado con pasto», por lo que esta característica puede atribuirse a cualquier animal que haya comido algo de pasto cualquier día de su vida.

este plan, los alimentos tal vez sean un poco diferentes de los que consumes normalmente, tanto si estás llevando una dieta cetogénica como si estás siguiendo alguna otra modalidad alimentaria, pero te prometo que todo estará delicioso.

LO QUE CONVIENE COMER Y LO QUE HAY QUE EVITAR EN EL PROGRAMA CÓDIGO KETO

El programa Código Keto se basa en mis regímenes alimentarios anteriores –los que expuse en libros de la serie *Paradox*–. Como en esos, procurarás evitar a toda costa las lectinas, que dañan el intestino, pero también incorporarás alimentos que estimularán la producción de cetonas incluso cuando no estés ayunando. Cuando examines las listas de alimentos que se encuentran al final de este capítulo, te darás cuenta de que muchos de los alimentos que recomiendo comer en mis libros anteriores son, de hecho, desacopladores. Sigue a continuación una lista de alimentos que debes incluir y que debes evitar con el fin de ayudarte a efectuar tus elecciones y a incorporar los alimentos deseables en tus comidas.

Debes incluir: alimentos vegetales prebióticos ricos en fibra

Es posible que ya estés tomando un suplemento probiótico para favorecer la salud de la microbiota. Pero si bien tomar suplementos es útil, alimentar a los amigos intestinales con las fibras prebióticas que anhelan es aún más positivo. Cuando comes estos alimentos, nutres mejor a los microbios buenos que se han estado escondiendo en los confines de tu intestino, marginados al carecer de los nutrientes que necesitaban para hacer su trabajo. Para promover la salud y la reproducción de las bacterias saludables que se encuentran en el tracto gastrointestinal, come alimentos ricos en fibras solubles (y que contengan algunas insolubles), como

tubérculos, colinabos, chirivías, rábanos, hortalizas de raíz, achico
rias rojas, endibias, quingombós, alcachofas, alubias y otras legumbres cocidas a presión, semillas de albahaca, linaza y *psyllium*, entre
otros. Cuando tus amigos intestinales obtengan el sustento que
quieren, le dirán a tu cerebro que sus necesidades se están viendo
satisfechas. Como resultado, sentirás menos hambre y comenzarás
a desear alimentos más saludables.

Al consumir alimentos ricos en fibra prebiótica, harás felices
a las bacterias buenas, que te devolverán el favor: no solo te nutri-
rán, sino que también harán que tus mitocondrias desacoplen. De
hecho, en estudios recientes, cuando se proporcionaron 100 calorías diarias de fibra prebiótica indigerible (por parte de nuestro
estómago, al menos) como única comida a personas que estaban
siguiendo un ayuno de agua, estas personas pudieron mantener fácilmente el ayuno entre siete y catorce días sin experimentar hambre.[3] Piensa en ello un momento. En esta situación, los amigos
intestinales obtuvieron el sustento que necesitaban. Aunque los
participantes del estudio no pudieron digerir esa fibra, los microbios intestinales se alimentaron de ella, produjeron posbióticos y
enviaron los mensajes correctos para asegurar a su anfitrión que
todo estaba bien. ¡No había necesidad de buscar más comida!

Uno de los mejores prebióticos es la inulina, un tipo de fibra
alimentaria que se encuentra en alimentos como la achicoria, los
espárragos, las cebollas, los puerros y las alcachofas. Uno de mis
edulcorantes favoritos, Just Like Sugar (que podría traducirse por
'como azúcar', un excelente sustituto del azúcar para los productos de panadería y pastelería), es esencialmente inulina pura. Tanto
Just Like Sugar como un nuevo edulcorante llamado *alulosa* aportan
dulzor sin generar picos en el nivel de azúcar en sangre, y lo hacen
al mismo tiempo que alimentan a los amigos intestinales con prebióticos. Es una solución en la que todas las partes salen ganando.

Otra manera fantástica de consumir prebióticos es tomar cáscara de *psyllium* en polvo o mi nueva opción favorita: semillas de albahaca remojadas.* Tal vez ya sabías que las semillas de chía están cargadas de lectinas. Pero las semillas de albahaca proporcionan todos los beneficios en cuanto a la formación de un gel prebiótico sin exponernos a los peligros asociados a las lectinas de la chía. Empieza con una cucharadita al día, mezclada con agua o sin ella, y aumenta la porción hasta una cucharada diaria, o incluso dos, para lograr el efecto máximo.

Debes evitar: alimentos vegetales ricos en lectinas

Si bien es importante comer alimentos vegetales ricos en fibra prebiótica, es igualmente importante evitar las verduras, los cereales y las legumbres mal preparadas con alto contenido en lectinas. Cuando se incorporaron por primera vez los productos ricos en lectinas a la alimentación humana hace unos diez mil años, nuestra salud cambió drásticamente para peor. Mucha gente todavía no sabe distinguir una lectina de un limón, de acuerdo, pero esto no es óbice para que mi trabajo y el de otros haya demostrado que las lectinas son un peligro para nuestra salud. Estas son algunas razones por las que esto es así:

1. **Las lectinas dañan la salud digestiva e inmunitaria.** Las lectinas son una defensa que tienen incorporados algunos vegetales para disuadir a quienes se los querrían comer. Por lo tanto, nuestro tracto gastrointestinal tiene problemas para descomponerlas. Este hecho perjudica la digestión, hace que se absorban

---

* N. del T.: Al remojar leguminosas, granos, semillas y frutos secos se eliminan los inhibidores enzimáticos, su ácido fítico y sus taninos que son «antinutrientes» para el ser humano y perjudican la digestión y la absorción de nutrientes.

menos nutrientes, inflama el sistema inmunitario y altera el equilibrio de la microbiota.

2. **Las lectinas dan lugar a la permeabilidad intestinal aumentada.** Las lectinas producen agujeros en las paredes intestinales y se filtran al torrente sanguíneo; el resultado de ello es la inflamación crónica en todo el cuerpo. Una vez que la pared intestinal se ha vuelto más permeable de lo debido, las lectinas pueden dañar los órganos internos y los tejidos de las articulaciones. Y como ha mostrado una investigación mía, así como otra llevada a cabo por el doctor Alessio Fasano, de la Universidad de Harvard, el daño ocasionado por las lectinas puede conducir a trastornos autoinmunitarios, como la artritis reumatoide, la tiroiditis de Hashimoto, la diabetes y la enfermedad de las arterias coronarias.[4]

3. **Las lectinas hacen ganar peso.** Lectinas como la aglutinina de germen de trigo (una lectina que se encuentra en el trigo integral) se adhieren a los receptores de insulina de las células adiposas. Al hacer esto evitan que la leptina –la hormona que controla el apetito– le diga al cerebro: «¡Estamos llenos!». ¿El resultado? Seguimos comiendo. Este bloqueo también le indica al cuerpo que siga almacenando grasa. Entre una cosa y la otra, se dan las condiciones perfectas para subir de peso.

Entonces, ¿cuáles son algunos productos de consumo habitual que contienen lectinas de origen vegetal? Hay muchos; entre ellos, las solanáceas (patatas blancas, tomates, pimientos, berenjenas, bayas de *goji*), arroz integral, alubias y lentejas, cereales y pseudocereales (como el amaranto, la quinoa y el trigo sarraceno), cacahuetes, anacardos y semillas de chía. La buena noticia es que la mayoría de los alimentos que contienen lectinas se pueden consumir después de ser cocidos a presión. (¡Siempre supiste que esa Instant Pot* era una inversión que valía la pena!).

Los muchos beneficios de tener un intestino sano

El revestimiento interno del intestino está cubierto por una gruesa capa de moco. Sé que puede sonar desagradable, pero esta mucosidad ayuda a proteger al intestino de invasores como las lectinas. ¡Cuanto más espesa sea la mucosidad, mejor!

Una de las familias de bacterias que habitan en el intestino se llama *Akkermansia muciniphila*. Estos habitantes no solo residen en la capa de mucosidad, sino que además se alimentan de ella (*muciniphila* significa literalmente 'amante de la mucosidad'). Cuando comen les indican a las células de la mucosa intestinal, conocidas como *enterocitos*, que aumenten la producción de moco. Cuantas más de estas bacterias tengamos en el revestimiento intestinal, menos probable será que suframos obesidad, inflamación o diabetes.

En estudios alimentarios, los investigadores han advertido un efecto secundario interesante. Cuanto más restringido es el período de alimentación, cuanto más tiempo están presentes las cetonas o cuanto mayor es el consumo de polifenoles, más *muciniphila* aparecen en el intestino. El resultado no es solo que se produce más moco, sino que, además, la presencia de estas bacterias también está asociada con la termogénesis y la conversión de grasa blanca en grasa *beige*. También ayudan a que las mitocondrias de las células que recubren el intestino desacoplen.[5] Es probable que este sea el motivo por el que, en las moscas de la fruta, la presencia de *muciniphila* se correlacione directamente con una mayor longevidad.[6] Una noticia emocionante es que ya se pueden comprar cápsulas de *Akkermansia*, después de una investigación y un esfuerzo considerables.

---

* N. del T.: Instant Pot es una marca de olla a presión eléctrica programable que goza de prestigio.

Debes incluir: alimentos enteros

Hay todo tipo de opciones deliciosas y desprovistas de lectinas en el menú, pero la mayoría de estos alimentos es mejor consumirlos enteros. Los alimentos enteros proporcionan al intestino almidones más resistentes, que no solo satisfacen mejor el hambre de la persona, sino también la de sus amigos intestinales.

Se considera que un almidón es «resistente» cuando se digiere poco a poco. Como este tipo de alimentos «se resisten» a ser digeridos con rapidez, pasan por el intestino delgado sin ser digeridos ni absorbidos ahí de una manera significativa. Cuando llegan al intestino grueso, nuestros amigos intestinales pueden convertirlos en posbióticos como el butirato. El ñame, la raíz de taro, el sorgo, el mijo, el arroz cocido a presión y la mandioca pueden transformarse en almidones resistentes cuando son cocinados, se enfrían y son recalentados.

Cuanta más materia vegetal permanezca en su forma original (es decir, entera), más se resistirá a la digestión y, en consecuencia, más podrán utilizarla los amigos intestinales. Un ñame que fue cocido, se dejó enfriar y fue recalentado va a ser mucho más resistente que la harina o pasta de boniato. Por lo tanto, si bien una tortilla (torta aplanada) de harina de mandioca es mucho más preferible que una tortilla tradicional de harina de trigo o maíz (que contienen muchas lectinas), ofrece una gran cantidad de azúcares de digestión rápida de todos modos, lo cual no ayudará a que se generen cetonas. Siempre es mejor comer alimentos no procesados.

Debo añadir que hortalizas de raíz que gozan de popularidad, como la remolacha y la zanahoria, contienen múltiples carbohidratos complejos y almidones resistentes... cuando están crudas. Desafortunadamente, si las cocinamos, aunque sea ligeramente, pierden estos componentes.

Debes evitar: alimentos Frankenstein
cargados de grasas Frankenstein

La regla alimentaria más importante es elegir los alimentos enteros frente a los procesados. Por desgracia, la alimentación estadounidense típica está llena de alimentos altamente procesados y todas las sustancias químicas, azúcares y grasas que contienen. Hace algún tiempo que se sabe que esta forma de comer no solo fomenta la inflamación sino que, además, perjudica la salud mitocondrial.[7] La comida rápida suele estar llena de grasas omega 6 poliinsaturadas procedentes de los aceites de soja y maíz, las cuales nos vuelven incapaces de producir sulfuro de hidrógeno, un gasotransmisor posbiótico que ayuda a aliviar la inflamación intestinal.[8]

Los alimentos procesados y fritos también contienen grasas *trans*, esas grasas actualmente prohibidas que de alguna manera siguen colándose en nuestra alimentación. Este tipo de grasas, creadas a través del procesamiento industrial, obstruyen las membranas internas de las mitocondrias, con lo cual no solo dificultan mucho la producción de energía, sino que también hacen que el desacoplamiento sea casi imposible. Hay estudios que han mostrado un vínculo directo entre las grasas *trans* y la mala salud cardiovascular, mientras que lo que se da entre las grasas saturadas y los eventos cardíacos es una mera correlación. ¿Es de extrañar que las grasas *trans* se hayan relacionado con una mayor incidencia de ataques al corazón y accidentes cerebrovasculares?

Finalmente, los alimentos procesados están repletos de sustancias químicas, como colorantes, edulcorantes artificiales y jarabe de maíz alto en fructosa. Estos aditivos pueden ayudar a que los alimentos se vean más atractivos (y se conserven más tiempo), pero perjudican nuestra salud. En la encimera de mi casa hay un enorme frasco de vidrio con Oreos que lleva ahí cinco años sin que nadie lo toque. Estas galletas tienen un aspecto tan impecable como el que tenían el día en que se hicieron. Yo no soy el único que no las va a tocar; tampoco lo hará ningún insecto, moho o bacteria. Nada se acercará a ellas. ¡Son un alimento Frankenstein temible!

En pocas palabras: debes evitar a toda costa los aditivos y conservantes que llevan los alimentos procesados. Por poner un solo ejemplo entre los muchos que se podrían poner: se ha visto que el dióxido de titanio —un aditivo común utilizado como agente blanqueador en productos de cuidado personal como protectores solares, así como en la cobertura azucarada que tienen muchos dónuts— altera la composición de la microbiota y provoca inflamación, en el colon sobre todo.[9]

Debes incluir: fuentes naturales de dulzor

¿Eres una persona golosa? De hecho, muchas de las preguntas que me hacen relativas a mis programas de nutrición tienen que ver con cómo saciar estos antojos de una manera saludable. Recomiendo comer fruta de temporada solamente, y con moderación.

Hay una razón por la cual la fruta se suele servir de postre: ¡es tan dulce como las golosinas! De hecho, la fruta está llena de fructosa, uno de los mayores creadores de problemas para las mitocondrias y el hígado. Y ahora, gracias a la hibridación, se está incrementando el contenido en azúcar de la fruta. Cuando vemos manzanas como la *honeycrisp* ('miel crujiente') o la ambrosía, su nombre las delata: son puro azúcar. De hecho, una sola manzana tiene un contenido en fructosa equivalente a seis cucharaditas de azúcar de mesa. Esta fructosa, como el azúcar de mesa, va directa al hígado, y la producción de ATP se reduce drásticamente.[10]

¿Y qué ocurre con las bayas, podrías preguntar? Hoy en día, mucha gente cree que las bayas, los arándanos sobre todo, son superalimentos. Pero lo creas o no, el arándano moderno contiene más azúcar que cualquier otra baya. Como ocurre con las manzanas, se están aplicando técnicas de cultivo para que sean más dulces. Por lo tanto, si vas a comer bayas, opta por los arándanos silvestres, que suelen encontrarse en la sección de alimentos congelados. La segunda baya en orden de preferencia son las moras, en tercer lugar tenemos las frambuesas y, en cuarto lugar, las fresas.

Dicho esto, hay algunas frutas que ofrecen grandes beneficios para la salud y presentan menos inconvenientes. Cuando son de temporada, las semillas de la granada y las del maracuyá (la fruta de la pasión) tienen un contenido en azúcar muy bajo y favorecen mucho el desacoplamiento. El kiwi (¡con piel, por favor!; está cargada de fibra y polifenoles) y el pomelo contienen poco azúcar y están repletos de polifenoles desacopladores. De hecho, la parte blanca de la cáscara del pomelo, o de cualquier otro cítrico, está cargada de quercetina, un desacoplador. Otros polifenoles presentes en los cítricos y su cáscara tienen cualidades neuroprotectoras debido a sus efectos de desacoplamiento en las neuronas.[11]

Aconsejo tratar la fruta como un postre e intentar comer solamente productos locales, de cultivo ecológico y de temporada. (¿Cuándo es «de temporada» una fruta?; depende de donde se viva. Ten en cuenta, además, la mano del hombre. Por ejemplo, en el estado en el que vivo [California] se han modificado genéticamente las fresas para que puedan cosecharse en enero, lo cual no tiene nada de natural). En cuanto a los zumos de frutas, prescinde de ellos. Beber zumos es, básicamente, como inyectarse fructosa; opta siempre por la fruta entera.

Zumos a la inversa

Renunciar a la fruta puede ser un verdadero desafío. Si te encanta la fruta, una forma de obtener más sus beneficios y sufrir menos sus inconvenientes es probar una técnica que llamo *zumos a la inversa*.

Saca tu extractor de zumos (sé que hay uno escondido en algún lugar de tu cocina) o compra uno que sea económico. Echa en él unas cuantas bayas ecológicas congeladas que hayas descongelado previamente, haz el zumo... ¡y tira el zumo! Sí, lo has leído bien: ¡tíralo por el fregadero! Básicamente, te estoy pidiendo que pongas en práctica la evitación calórica con tu fruta.

Una vez que te hayas deshecho del zumo (el cual, que quede claro, contiene la mayor parte de la fructosa), disfruta de la pulpa sobrante. Puedes comerla sola o incorporada a tu yogur elaborado con leche de cabra, oveja o coco. Es un postre magnífico, por supuesto, pero también puedes darte el placer de tomar este alimento como primera comida del día. Generarás cetonas a partir de los TCM contenidos en el yogur y obtendrás polifenoles concentrados, por lo que el desacoplamiento mitocondrial se verá favorecido por partida doble. También puedes congelar la pulpa en una cubitera de silicona para obtener unos cubitos que mezclarás con el yogur para obtener un postre delicioso.

Debes evitar: el azúcar

La mayoría de los alimentos procesados contienen azúcares y carbohidratos altamente refinados. Para saber qué cantidad de azúcar contienen realmente muchos alimentos populares, debes mirar más allá de los gramos de azúcar que constan en la lista de ingredientes de la etiqueta. Por ejemplo, en la etiqueta de algunos *bagels* se afirma que contienen cero gramos de azúcar. Pero el proceso de molienda industrial transforma el trigo en un azúcar rápidamente disponible, presente en una cantidad equivalente a ocho o nueve cucharaditas de azúcar de mesa. El índice glucémico del pan blanco es de 100; más alto que el del azúcar de mesa. ¿Cómo es posible? Pues es posible porque estas moléculas de almidón se pueden absorber instantáneamente como azúcar.

«Pero espera –podrías decir–, este azúcar no consta en la etiqueta». Tienes toda la razón. Las pautas de etiquetado están diseñadas para ocultar este tipo de contenido en azúcar al consumidor. Por lo tanto, leer las etiquetas no te dirá lo que sucederá en tu cuerpo cuando consumas estos alimentos. Para obtener el valor real del azúcar, tienes que restar la cantidad de gramos de fibra (el componente bueno para tus amigos intestinales) de los gramos totales de carbohidratos que figuran en la etiqueta. Después, a modo de diversión, divide este número por 4 para obtener el equivalente en cucharaditas de azúcar de mesa por porción. (Este cálculo te proporcionará el contenido en azúcar de una sola porción. Pero no te olvides de mirar, en la etiqueta, qué tamaño tiene una porción; probablemente sea mucho más pequeña de lo que piensas. Este es otro truco que han ideado los fabricantes de alimentos para ocultar la cantidad de azúcar que contienen sus productos).

Es importante recordar que el jarabe de maíz alto en fructosa todavía está presente en muchos alimentos preenvasados, como las barritas energéticas, las barritas de muesli y las galletas. Cuando veas las denominaciones *jarabe de maíz*, *jarabe de arroz integral*, *jarabe natural*, *jarabe de caña* o *jarabe de arce* en la lista de ingredientes, tienes que saber que son maneras de decir *fructosa*, un asesino mitocondrial de primer orden que tienes que evitar a toda costa.

Por suerte para los que somos golosos, hay maneras saludables de satisfacer el anhelo de dulce. Consulta la página 183 para ver una lista de mis sustitutos del azúcar favoritos. (Nota: Se trata de edulcorantes naturales, no de edulcorantes químicos como la sucralosa, el aspartamo y la sacarina, que matan las bacterias intestinales y producen inflamación).[12] Ahora bien, recuerda la regla

Ricitos de Oro en relación con cualquier edulcorante: si lo consumes en demasía, tu cerebro creerá, engañado, que está a punto de recibir azúcar verdadero. Cuando este azúcar no aparezca, tu cerebro te indicará que busques algo dulce y sigas comiendo. Si se te hace cuesta arriba dejar el azúcar de golpe, te aconsejo que vayas prescindiendo de él poco a poco, en el transcurso de unas pocas semanas.

Debes incluir: las grasas saludables

Tus mitocondrias necesitan dos sustancias especiales para protegerse del estrés oxidativo: el guardia de seguridad del Club Mito que es la melatonina y diversas grasas saludables, como los fosfolípidos, un tipo especial de molécula de grasa que se encuentra en las yemas de huevo, el pescado y otros alimentos. Ya hemos hablado de la razón por la que es tan importante incluir la melatonina en la alimentación. Aunque nuestros amigos intestinales pueden elaborar esta sustancia a partir de los aminoácidos, una aportación de melatonina de origen alimentario garantiza que haya mayor seguridad en el Club Mito. Afortunadamente, comer melatonina no podría ser más fácil ni más delicioso. Los alimentos de la lista que incluyo en el recuadro la contienen en cantidades elevadas. Los arroces de la lista hay que cocerlos a presión, dejarlos enfriar y recalentarlos.

ALIMENTOS RICOS EN MELATONINA

La melatonina no solo actúa como un «guardia de seguridad» que ayuda a las mitocondrias a ocuparse del exceso de ERO; también desacopla por sí misma. Los alimentos siguientes contienen niveles de melatonina elevados (figuran por orden, desde el que alberga más melatonina hasta el que contiene menos):[13]

Pistachos	Vino tinto
Champiñones	Arándanos rojos
Pimienta negra	Almendras
Arroz rojo	Arroz basmati
Arroz negro	Verdolaga
Semillas de mostaza	Cerezas amargas
Aceite de oliva	Fresas
Café filtrado	Linaza

Hablemos ahora de las grasas saludables. Los fosfolípidos y los ácidos grasos omega 3 de cadena larga y corta y los ácidos grasos omega 6 de cadena larga ayudan a mantener las membranas mitocondriales en óptimas condiciones para garantizar que la producción de ATP tenga lugar sin problemas. Además, estas grasas alojan las proteínas desacopladoras en las membranas mitocondriales y ellas mismas promueven el desacoplamiento.

Afortunadamente, estas grasas abundan en mariscos como los mejillones, las vieiras, las almejas, las ostras, los camarones, los cangrejos, los calamares y las langostas. Las yemas de los huevos enriquecidos con omega 3 también tienen cantidades generosas de esta grasa, además de que son una buena fuente de ácido araquidónico (AA), un tipo de ácido graso omega 6.[14] El aceite de oliva también es una magnífica fuente de grasas y polifenoles que necesitamos para mantener las mitocondrias, y la salud en general, en plena forma. De hecho, un estudio de referencia halló que consumir un litro de aceite de oliva cada semana ayuda a proteger a las personas de los problemas cardiovasculares, y también de la demencia.[15]

Debes evitar: un consumo excesivo de proteínas

Hay una razón por la que tantos programas de pérdida de peso se centran en las proteínas: son necesarias muchas calorías para digerirlas. De hecho, solo con la digestión y la generación de calor gastamos alrededor del treinta por ciento de las calorías que contienen las proteínas. Dado que la mayoría de nosotros comemos demasiadas calorías, cualquier oportunidad de quemar una gran cantidad de calorías proteicas mientras generamos calor favorecerá la pérdida de peso. Dietas ricas en proteínas como el plan original de Atkins se basan en la termogénesis: fomentan que se quemen muchísimas calorías en el proceso de descomponer las proteínas en los aminoácidos que las componen.

Dado que muchas personas han tenido éxito con las dietas ricas en proteínas, tal vez te preguntes por qué no deberías seguir su ejemplo. El problema es que a largo plazo las dietas ricas en proteínas privan a nuestros amigos intestinales de la fibra esencial que necesitan para producir AGCC, esas moléculas que son tan fundamentales para la salud mitocondrial. De hecho, el funcionamiento de las mitocondrias suele empezar a decaer a los pocos días de comenzar a llevar una dieta rica en proteínas.[16] La producción de AGCC desciende significativamente;[17] se inhibe la producción de butirato mientras aumenta la de compuestos dañinos.[18]

Además, el consumo excesivo de proteína animal puede provocar que se produzca demasiado sulfuro de hidrógeno en el colon, el cual acabará por dañar las células de este órgano.[19] Una vez más, vemos la regla Ricitos de Oro en acción: puede haber demasiado de algo bueno. Y, por supuesto, cuando llevamos una alimentación en la que abunda la proteína animal, como suele ocurrir con la mayoría de las dietas cetogénicas tradicionales, privamos al cuerpo de los polifenoles, esos desacopladores maravillosos.

Si te gusta la proteína animal, te recomiendo que incluyas pescados y mariscos salvajes en tu alimentación. Cuanto más pequeño sea el pez, mejor. La sardina, el arenque y la anchoa, así como el salmón salvaje y los bivalvos (almejas, ostras, mejillones y similares), son fuentes excelentes de ácidos grasos omega 3 y fosfolípidos sin que, al comerlos, corramos el riesgo de ingerir mercurio u otros metales pesados. Asegúrate de evitar el salmón «orgánico» criado en piscifactorías, que es alimentado con harina de maíz y de soja. A causa de su alimentación, el salmón de piscifactoría no produce DHA, sino ácidos grasos omega 6 inflamatorios.

Los huevos enriquecidos con omega 3 son otra buena opción para la mayoría de las personas, pero la verdad es que varios de mis pacientes con enfermedades autoinmunes presentan reacciones frente a las proteínas de las claras y de las yemas. En cuanto a la carne, por favor disfruta de cantidades pequeñas (115 gramos) de la carne de más alta calidad que puedas obtener, y con esto quiero decir carne de vacuno procedente de animales cien por cien alimentados con pasto y acabados con pasto, o carne de pollos camperos. Estas carnes no contendrán antibióticos, hormonas, pesticidas y biocidas que puedan perjudicar la microbiota.

En cuanto a los productos lácteos, los lectores de mis libros de la serie *Paradox* ya saben cómo son las cosas. La mayoría de los productos derivados de la leche de vaca que se venden en Estados Unidos provienen de una raza de vaca que produce una leche que contiene una proteína altamente inflamatoria llamada *betacaseína A1*. Por eso te recomiendo que elijas productos derivados de la leche de cabra o de oveja, o productos lácteos cuyo origen sean vacas del sur de Europa, pues la leche de estas contiene una betacaseína diferente, la A2.

Recuerda que los quesos y yogures de cabra, oveja y búfala contienen un componente que aporta un beneficio adicional:

los triglicéridos de cadena media (TCM), generadores de cetonas. También contienen un compuesto llamado *membrana del glóbulo de grasa láctea* (MFGM, por sus siglas en inglés). Las MFGM rodean las grasas de estas leches y las vuelven solubles. Un estudio nuevo y emocionante centrado en humanos ha mostrado que ingerir MFGM conduce a perder peso y reduce la resistencia a la insulina.[20] ¿Por qué? ¡Como si necesitaras preguntarlo a estas alturas! La MFGM es un desacoplador mitocondrial.[21]

Una advertencia para los lectores a los que les han diagnosticado un trastorno autoinmune: más del noventa por ciento de las personas que tienen una enfermedad autoinmune se encuentran con que su enfermedad empieza a remitir con mi programa Plant Paradox. Sin embargo, es habitual que el organismo del otro diez por ciento —las personas que no obtienen buenos resultados— reaccione frente a *todas* las modalidades de productos lácteos, incluida la betacaseína A2, y también frente a las claras y yemas de huevo (así lo indican las pruebas médicas pertinentes).[22]

Por otra parte, ten en cuenta que no hay necesidad de considerar que la carne es una fuente de proteínas «obligatoria». Podemos encontrar proteínas más que suficientes en un plato de comida rico en vegetales. Por ejemplo, casi todas las porciones de vegetales que puedas nombrar contienen 2 gramos de proteína. Te animo a tomar en consideración la saludable proteína vegetal baja en lectinas, como la que contienen las lentejas cocidas a presión (un vaso de estas lentejas contiene nada menos que 18 gramos de proteína y 15 gramos de fibra alimentaria) o el tofu de cáñamo, que alberga todos los aminoácidos esenciales. La proteína vegetal texturizada (PVT) —soja desgrasada cocida a presión y a alta temperatura y deshidratada—, la proteína hidrolizada de guisantes y alubias, y los aislados de proteína de guisantes y alubias se pueden consumir sin problemas,[23] pero lee atentamente la etiqueta antes de comprar cualquiera de estos productos. Las proteínas de guisantes, alubias y soja que no han recibido este tratamiento siguen estando repletas de lectinas. Muchas personas también pueden disfrutar de otras fuentes de proteínas de origen vegetal: la proteína del alga espirulina, la de la linaza y la del cáñamo en polvo. Los frutos secos también son una buena fuente de proteínas de origen vegetal: cada porción de 28 gramos contiene entre 4 y 9 gramos de proteína, más todos los aminoácidos esenciales.

Debes incluir: alimentos productores de posbióticos

Al comer alimentos que promueven la producción de posbióticos, les estamos dando a nuestras células los compuestos que necesitan para mandar señales de desacoplamiento. Las verduras crucíferas como el brócoli y la coliflor, y otras hortalizas que contienen azufre, como la cebolla, el ajo, el puerro, el cebollino, la cebolla escalonia y la cebolleta (todas parte de la familia *allium*), son extraordinarias para el objetivo de crear mayores cantidades de las importantísimas moléculas señalizadoras. Las verduras crucíferas también contienen compuestos que las bacterias intestinales pueden convertir en indol, un tipo específico de posbiótico que, entre otras cosas, puede ayudar a prevenir la enfermedad del hígado graso a través del desacoplamiento mitocondrial.[24]

Cuando te propongas consumir hortalizas crucíferas, sigue este consejo: pícalas siempre antes de cocinarlas para que se libere mirosinasa, una enzima con importantes propiedades anticancerosas. Esta enzima combate el cáncer gracias a que produce sulforafano, que es un desacoplador mitocondrial potente.[25] Esta enzima no se libera si se cocinan las verduras antes de cortarlas.

ALIMENTOS RICOS EN POLIFENOLES

No hay que buscar demasiado para encontrar alimentos repletos de polifenoles. Ya sea que prefiramos el café al té, las uvas a las bayas o las espinacas a la col rizada, el reino vegetal está lleno de deliciosas opciones ricas en polifenoles para todos los paladares. Ahora bien, es importante tener en cuenta la cantidad de azúcar y granos de estos alimentos antes de optar por consumirlos. Si bien los polifenoles pueden ayudar a impulsar el desacoplamiento mitocondrial, no todos son apropiados en la alimentación que propone el Código Keto. Dicho esto, aquí tienes una lista de alimentos clasificados según su contenido en polifenoles, de mayor a menor:[26]

Clavo de olor	Romero, seco
Menta, seca	Menta verde, seca
Anís estrellado	Tomillo común, seco
Cacao en polvo	Arándano *lowbush*
Orégano mexicano	Grosella negra
Semilla de apio	Alcaparra
Aronia negra	Aceituna negra
Chocolate negro	Arándano *highbush*
Harina de linaza	Avellana
Saúco negro	Nuez pecana
Castaña	Harina de soja
Salvia común, seca	Ciruela
Aceituna verde	Tomillo común, fresco
Albahaca, seca	Harina de maíz refinada
Curri	*Tempeh*
Cereza dulce	Harina integral de centeno
Alcachofa	Manzana

Mora

Soja tostada

Chocolate con leche

Fresa

Achicoria roja

Frambuesa roja

Café filtrado

Jengibre seco

Harina integral de trigo duro

Ciruela pasa

Almendra

Uva negra

Cebolla roja

Achicoria verde

Melocotón

Zumo de naranja sanguina
    (100 % zumo)

Comino

Zumo de pomelo (100 % zumo)

Alubia blanca

Canela china (*cassia*)

Zumo de naranja rubia
    (100 % zumo)

Brócoli

Grosella roja

Tofu

Zumo puro de limón

Harina integral de avena

Albaricoque

Espinaca

Cebolla escalonia (chalota)

Hierba luisa, seca

Té negro

Vino tinto

Té verde

Yogur de soja

Cebolla amarilla

Carne de soja

Harina integral de trigo

Zumo de manzana (100 % zumo)

Zumo de granada (100 % zumo)

Aceite de oliva virgen extra

Alubia negra

Perejil, seco

Nectarina

Escarola rizada

Mejorana, seca

Lechuga de hoja roja

Bebida de chocolate con leche

Membrillo

Endibia (escarola)

Leche de soja

Zumo de pamplemusa
    (100 % zumo)

Aceite de colza

Pera

Brotes de soja

Alcaravea	Uva verde
Harina refinada de centeno	Zanahoria
Espárrago	Vinagre
Nuez	Queso de soja
Patata	Vino blanco
Canela de Ceilán	Vino rosado

Lo sorprendente de esta lista de alimentos no es solo que vemos en ella muchas de las especias de las que ya hemos hablado, sino que también contiene bastantes alimentos del Nuevo Mundo, como el cacao, el chocolate negro* y el orégano mexicano. Realmente, cuentas con tantas maneras de añadir desacopladores mitocondriales ricos en polifenoles a tu alimentación que podrás seguir disfrutando de los sabores que te encantan.

Toma nota de lo bien clasificadas que están la linaza y las aceitunas; te será fácil añadirlas a tus platos dentro del programa Código Keto. Y aunque no está en esta lista, la yerba mate, otra bebida popular del Nuevo Mundo, también desacopla las mitocondrias y les indica que comiencen a multiplicarse.[27] ¡Bébela!

Debes evitar: los alimentos que dañan la microbiota

En nuestra búsqueda interminable de alimentos prácticos y rápidos de preparar y comer, le hacemos un flaco favor a nuestra salud. En primer lugar, necesitamos comer alimentos que nutran nuestra microbiota en lugar de destruirla. Desde que son criados en condiciones de hacinamiento, los animales que crecen en granjas industriales (los que nos proporcionan carne, el pescado y el

* N. del T.: Llamado también *chocolate amargo*.

marisco, lo cual incluye el salmón de piscifactoría y la mayoría de los camarones) reciben antibióticos para prevenir enfermedades. Esos medicamentos también ayudan a los animales a crecer cada vez más rápido. Desafortunadamente, estos antibióticos quedan alojados en la carne de los animales, la cual comemos, y diezman a nuestros amigos intestinales en el proceso.

De manera similar, un solo paquete de un edulcorante artificial como la sucralosa (Splenda) tiene el poder de matar la mitad de las bacterias que viven en nuestro intestino. Como he señalado en mis libros anteriores, los edulcorantes artificiales provocan muchos más perjuicios que beneficios aportan. Estos edulcorantes se encuentran en muchos productos bajos en calorías y cetogénicos que están a la venta, incluidas barritas y bebidas cetogénicas que se han vuelto populares. Por eso es tan importante leer la etiqueta antes de llevarse a la boca o empezar a beber productos de este tipo.

Finalmente, nuestro intestino también alberga algunas bacterias potencialmente dañinas. Cuando nuestros amigos intestinales están bien alimentados, no tenemos que preocuparnos por ellas. Pero, por desgracia, los microorganismos perjudiciales prosperan con las grasas saturadas y los azúcares simples. Cuando hacemos de este tipo de alimentos los pilares de nuestra dieta, proporcionamos sustento a las bacterias malas, lo cual les permite crecer y producir lipopolisacáridos (LPS), que son inflamatorios. El resultado final es que las bacterias malas crecen en tamaño y número, hasta matar de hambre a todas las bacterias beneficiosas y destruir nuestras mitocondrias en el proceso.

LAS LISTAS DE ALIMENTOS DEL PROGRAMA CÓDIGO KETO

Bien, querido lector, aquí están las listas que estabas esperando. Las siguientes listas de «sí» y «no» constituyen la columna vertebral del programa Código Keto. Considera estas listas de alimentos y marcas específicos como un complemento de lo que se expuso anteriormente en cuanto a lo que conviene incluir y evitar, y como excelentes herramientas de referencia, rápidas y fáciles de consultar. También puedes encontrar esta información en línea en DrGundry.com, donde te puedes descargar las listas en formato PDF (en inglés).

Sí, por favor: alimentos que potencian los posbióticos

Hortalizas crucíferas
Acelga.
Berro.[28]
Berza.
Bok choy.
Brócoli.
Chucrut (crudo).
Col china.
Col de Bruselas.
Col lombarda.
Col rizada.
Coliflor.
Colinabo.
Kimchi.
Repollo verde.
Rúcula.

Otras hortalizas que estimulan los posbióticos

Achicoria.

Achicoria *puntarelle.*

Achicoria roja.

Ajo.

Alcachofa.

Apio.

Brotes de bambú.

Castaña de agua.

Cebolla.

Cebolla escalonia (chalota).

Cebolleta.

Cebollino.

Champiñón.

Chirivía.

Colinabo.

Daikon (rábano japonés).

Endibia.

Escapo de ajo.

Escarola.

Escarola *frisée.*

Espárrago.

Helecho cabeza de violín.

Hierba de limón.

Hojas de zanahoria.

Jengibre.[29]

Nopal (paleta de cactus; si no puedes encontrarlo en tu localidad, cómpralo en línea).

Palmito (corazón de palma).

Puerro.

Quingombó.

Rábano.

Rábano picante.

Remolacha (cruda).

Tupinambo (alcachofa de Jerusalén).

Zanahoria (cruda).

Verduras de hoja verde

Albahaca.

Algas.

Cilantro.

Endibia.

Escarola.

Escarola *frisée*.

Espinaca.

Hinojo.

Hoja de diente de león.

Hoja de mostaza.

Lechuga de hoja roja y de hoja verde.

Lechuga mantequilla.

Lechuga romana.

Menta.

Mezclum (hojas verdes jóvenes).

Mizuna.

Perejil.

Perilla.

Verdolaga.

Verduras del mar.

Frutas que actúan como grasas

Aceitunas de todo tipo.

Aguacate (hasta uno entero por día).

Aceites desacopladores

Aceite de aguacate (tiene algún efecto).

Aceite de coco (tiene algún efecto).

Aceite de colza (no transgénico, ¡solo ecológico!).

Aceite de hígado de bacalao (los sabores de limón y naranja no tienen sabor a pescado).

Aceite de linaza (alto contenido en lignanos).

Aceite de macadamia (contiene omega 7).

Aceite de nuez (tiene algún efecto).

Aceite de oliva virgen extra de primera presión en frío.

Aceite de palma roja (tiene algún efecto).

Aceite de perilla (contiene mucho ácido alfalinolénico y ácido rosmarínico; ambos son desacopladores).

Aceite de salvado de arroz.

Aceite de semilla negra.

Aceite de sésamo, normal y tostado.

Aceite TCM.

Frutos secos y semillas

Hasta ½ vaso al día.

Almendras (solo blanqueadas* o marcona).

Avellanas.

Carne de coco (pero no agua de coco).

Castañas.

---

* N. del T.: Son almendras a las que se ha hervido brevemente para quitarles la piel.

Crema Milkadamia (sin edulcorantes y no la leche).

Leche de coco (sustituto lácteo, sin edulcorantes).

Leche/crema de coco (enlatada entera y sin edulcorantes).

Mantequillas de frutos secos (si es mantequilla de almendras, preferiblemente que esté hecha con almendras blanqueadas, ya que la piel de la almendra contiene lectinas).

Nueces.

Nueces *barùkas* (o *baru*).

Nueces de Brasil (en cantidades limitadas).

Nueces de macadamia.

Nueces pecanas.

Nueces pili.

Piñones.

Pistachos.

Proteína de cáñamo en polvo.

Semillas de albahaca.

Semillas de cáñamo.

Semillas de lino (linaza).

Semillas de *psyllium*/cáscara de *psyllium* en polvo.

Semillas de *sacha inchi.*

Semillas de sésamo.

Tahini.

Barritas «energéticas»*

No más de una al día, por favor.

Adapt: coco, chocolate (adaptyourlife.com).

---

* N. del T.: A partir de aquí, en bastantes de las listas el autor incluye nombres de marcas, empresas e incluso sitios web. El autor piensa en el público estadounidense, por lo que podría ser que estas marcas y empresas no tuviesen productos a la venta fuera de Estados Unidos.

Barritas Gundry MD.*

Fast Bar.

Keto Bars: *brownie* de mantequilla de almendras, caramelo salado, limón y semillas de amapola, masa para galletas con chispas de chocolate.

Keto Krisp: menta con chocolate, mantequilla de almendras, frambuesa con chocolate, chispas de chocolate con mantequilla de almendras, mantequilla de almendras con gelatina de mora.

KetoBars.com: chocolate con menta, chocolate negro con almendras y coco, fresa cubierta de chocolate.

Kiss My Keto: masa para galletas, coco con chocolate, pastel de cumpleaños.

MariGold: ChocoNut, Pure Joy, *espresso*, jengibre con coco.

Primal Kitchen: almendras con especias, coco con lima.

Rowdy Bars: masa de galletas keto con chocolate.

Stoka: almendras con vainilla, almendras con coco.

Almidones resistentes procesados

Se pueden comer todos los días en cantidades limitadas. Las personas con prediabetes o diabetes solo deben consumirlos una vez a la semana en promedio.

Cereales de Lovebird (solo los no endulzados).

Chips de mandioca, taro y plátano de Terra.

Chips y tortillas (tortas aplanadas) de Siete (pero atención: la pequeña cantidad de semillas de chía que hay en las chips provocan reacciones en dos de mis canarios; en cuanto a

---

* N. del T.: Gundry MD es la marca de productos del propio autor.

las tortillas, elige solamente las elaboradas con harina de mandioca y coco o con harina de almendra).

Copos de coco ecológico de Thrive Market.

Egg Thins* de Crepini.

Envolturas de jícama y chips de plátano de Trader Joe's.

Envolturas paleo (hechas con harina de coco), pan fino paleo, pan de almendras, pan de sándwich y pan de coco de Julian Bakery.

Fettuccine y otras pastas de Cappello's.

Muffins ingleses de cebolla tostada originales y tortillas (tortas aplanadas) de harina de mandioca de Mikey's.

Pan de linaza y cáñamo keto de Fullove Foods.

Pan de masa madre sin lectina y panecillos de masa madre sin arroz de Bread SRSLY.

Pan y *bagels* de Barely Bread (solo los que no tienen pasas).

Panes y *crackers* de Uprising Food (Uprisingfood.com).

Tortillas (tortas aplanadas) de nopal sin granos de Tia Lupita.

Tortillas (tortas aplanadas) de ONANA.

Tortillas (tortas aplanadas) de Positively Plantain.

Tortillas (tortas aplanadas) y chips de harina de coco y mandioca de The Real Coconut.

Almidones resistentes

Se deben comer con moderación. Las personas con diabetes y prediabetes tienen que limitar el consumo de estos alimentos inicialmente.

Arroz Miracle Rice.

Batata.

Caqui.

---

* N. del T.: Los Egg Thins son una envoltura baja en carbohidratos y en azúcar, cuya base es el huevo, que recuerda a una torta aplanada o una crep.

Chirivía.

Chufa.

Colinabo.

Espaguetis de palmito (corazón de palma) y fideos de lasaña de Natural Heaven.

Espaguetis de sorgo de Gundry MD.

«Fideos» aceptables.

Fideos de alga *kelp*.

Fideos de *konjac*.

Fideos de palmito (corazón de palma) de Palmini.

Fideos *shirataki*.

Fruto del baobab.

Glucomanano (raíz de *konjac*).

Jícama.

Macarrones con forma de codo de pasta de batata.

Mango verde.

Mijo.

Nabo.

Ñoquis de coliflor de Trader Joe's.

Papaya verde.

Pasta de kanten (agar-agar) de Miracle Noodle.

Pasta de sorgo de Edison Grainery.

Pastas de mandioca de Jovial.

Pastas de mijo y sorgo de Big Green.

Plátano o banana verde.

Popped Superfood Crisps (superalimento con forma de chips) de Gundry MD.

Raíz de apio (apionabo).

Raíz de taro (malanga).

Slimdown360.

Sorgo.

Tapioca.
Yuca.

Pescados y mariscos salvajes
Unos 115 gramos al día.
Almeja.
Anchoa.
Atún enlatado.
Bacalao.
Calamar.
Camarón (el salvaje exclusivamente).
Cangrejo.
Fletán.
Langosta.
Lubina de agua dulce.
Mejillón.
Ostra.
Pescados blancos del lago Superior.*
Pescados hawaianos, incluidos el *mahi mahi*, el *ono* y el *opah*.
Salmón de Alaska.
Sardina.
Trucha.
Trucha arcoíris.
Vieira.

---

* N. del T.: El lago Superior, de agua dulce, es el mayor de los Grandes Lagos de Norteamérica; se encuentra en territorio estadounidense y canadiense. (Fuente: Wikipedia).

Aves de pastoreo

Unos 115 gramos al día.

Aves de caza (faisán, urogallo, paloma, codorniz).

Avestruz.

Ganso.

Huevos de gallinas camperas o enriquecidos con omega 3 (hasta cuatro al día).

Pato.

Pavo.

Pollo.

Carne

De animales cien por cien alimentados con pasto y acabados con pasto; unos 115 gramos al día.

Alce.

Bisonte.

Buey.

Cecina de animales alimentados con pasto (versiones con bajo contenido en azúcar).

Cerdo (criado de forma respetuosa; incluye el *prosciutto*, el jamón, el jamón ibérico, el jamón Cinco Jotas y el tocino canadiense).

Cordero.

Jabalí.

Piezas de caza.

Vaca.

Venado.

Proteínas y «carnes» de origen vegetal

Aislados de proteína y/o proteína hidrolizada de guisantes o soja, u otras legumbres en polvo similares (esto no es lo mismo que las proteínas de guisante, de soja, de lenteja o de garbanzo convencionales; ¡cuidado, comprador!).

Batidos de proteína ProPlant de Gundry MD.

Hamburguesa de tubérculos y hortalizas de raíz de Hilary's (hilaryseatwell.com).

Lentejas y otras legumbres cocidas a presión (enlatadas, como las de las marcas Eden o Jovial) o secas, remojadas y después cocidas a presión (utiliza una Instant Pot).

Productos de Quorn: solo las piezas sin carne, los molidos sin carne, las tiras estilo filete sin carne, los filetes sin carne, el asado sin carne (evita todos los demás productos, ya que contienen lectinas/gluten).

Proteína de cáñamo en polvo.

Proteína de linaza en polvo.

Proteína vegetal texturizada (PVT).

Suero y caseína veganos de Perfect Day.

Tofu de cáñamo.

Yemas de huevo veganas y otros productos veganos de The Vegg.

Frutas ricas en polifenoles

Limítate a una porción pequeña los fines de semana y solo cuando sea la temporada de esa fruta; otra opción es comerla sin restricciones aplicando el procedimiento del «zumo a la inversa» (ver la página 158). Las mejores opciones son las semillas de granada y maracuyá, seguidas de las frambuesas, las moras y las fresas, y después de los arándanos, el pomelo, la mandarina pixie y el kiwi (cómete la piel de este último para obtener más polifenoles).

Albaricoque.

Arándano azul.

Arándano rojo (fresco).

Caqui.

Carambola (fruta de estrella).

Cereza.

Ciruela.

Cítricos, todos los tipos (no en zumo).

Frambuesa.

Fresa.

Granada.

Guayaba.

Kiwi.

Manzana.

Maracuyá (fruta de la pasión).

Melocotón.

Mora.

Nectarina.

Papaya.

Pera crujiente (*anjou*, *bosc*, *comice*).

Productos lácteos y sustitutos (grandes desacopladores)

Copos de crema de leche de cabra de Mt. Capra.

Crema agria ecológica.

Crema espesa ecológica.

Ghee (procedente de animales alimentados con pasto).[*]

Ghee de cabra.

---

[*] N. del T.: Estos animales, no especificados, deben de ser las vacas, pues si bien el *ghee* se obtenía de la leche de búfala originalmente, en la actualidad se obtiene de la mantequilla procedente de la leche de vaca.

Kéfir de cabra y oveja (natural).

Leche de cabra en polvo de Meyenberg, Hoosier Hill Farm o The Good Goat Milk Company.

Mantequilla de búfala (disponible en Trader Joe's).

Mantequilla francesa o italiana.

Mozzarella de búfala: *mozzarella di bufala* (Italia), Buf Creamery (Uruguay).

Mozzarella vegana y queso crema de So Delicious.

Queso crema ecológico.

Queso parmesano.

Queso *ricotta* de Kite Hill.

Quesos de leche de cabra: feta, brie, mozzarella, cheddar.

Quesos de leche de oveja: pecorino romano, pecorino sardo, feta, manchego.

Quesos franceses e italianos viejos «crudos».

Quesos viejos de Suiza.

Yogur de cabra (natural).

Yogur de coco (natural).

Yogur de oveja (natural).

Yogur vegetal de Lavva.

Hierbas, aderezos y condimentos

Aminoácidos de coco.

Extracto puro de vainilla.

Hierbas y especias (todas excepto escamas de pimienta roja).

Levadura nutricional.

Mayonesa de aguacate.

Mayonesa TCM.

Miso.

Mostaza.

R's KOSO* y otras bebidas KOSO.

Sal marina (yodada).

Salsa de pescado.

Tahini.

Vinagres (vinagre de sidra de manzana, vinagres Bliss, vinagres Sideyard Shrubs, otros).

Wasabi

Harinas

De almendra (blanqueada, no harina de almendras sin pelar).

De arrurruz.

De avellana.

De batata.

De castaña.

De cereza del café.

De chufa.

De coco.

De mandioca.

De mijo.

De plátano o banana verde.

De semilla de uva.

De sésamo (y semillas).

De sorgo.

Edulcorantes

Alulosa (que no sea transgénica).

---

* N. del T.: R's KOSO se anuncia, en la página web del producto (rskoso.com), como una «bebida posbiótica japonesa».

Eritritol (prefiero el de Swerve, ya que también contiene oligosacáridos).

Estevia (prefiero la de SweetLeaf; también contiene inulina).

Fruta del monje (*luo han guo*; Nutresse es una buena marca).

Inulina (Just Like Sugar es una marca magnífica).

Jarabe de yacón (Super Yacon Syrup está disponible en Walmart; Sunfood Sweet Yacon Syrup está disponible en Amazon).

Miel local o miel de manuka (¡en cantidades muy limitadas!).

Xilitol.

Chocolate y postres helados

Cacao en polvo natural (no holandés), sin edulcorantes.

Chocolate negro sin edulcorantes, con un setenta y dos por ciento de cacao o más (unos 28 gramos al día).

Helado con mantequilla de nuez pecana y chispas de chocolate de Simple Truth.

Helado de Rebel Creamery: mantequilla de nuez pecana, frambuesa, caramelo salado, fresa, vainilla.

Helado vegano de Nick's.

Helados de Killer Creamery: Chilla in Vanilla, Caramels Back y No Judge Mint.

Helados Enlightened.

Keto Ice Cream: chocolate, chispas de menta, caramelo de sal marina.

Postres helados con leche de coco, sin lácteos (los de la etiqueta azul de So Delicious, que solo contienen 1 gramo de azúcar; pero ten cuidado: pueden contener proteína de guisante).

Vaina de vainilla de Mammoth Creameries.

Bebidas

Agua hidrogenada.

Agua San Pellegrino o Acqua Panna.

Café.

Champán (unos 180 mililitros al día).

Kombucha baja en azúcar de la marca KeVita (de coco o de mojito de coco, por ejemplo), otras kombuchas bajas en azúcar.

Licores oscuros (30 mililitros al día).

Té (todos los tipos).

Vino tinto (unos 180 mililitros al día).

No, gracias: los principales alimentos que contienen lectina

Alimentos refinados, con almidón

Arroz.

Cereales.

Crackers.

Galletas.

Harina de trigo.

Pan.

Pasta.

Patatas.

Patatas chips.

Productos de repostería.

Tortillas (tortas aplanadas).

Cereales, cereales germinados, pseudogranos y hierbas

Arroz blanco (excepto el arroz basmati blanco de la India, que es un almidón muy resistente, cocido a presión; el arroz basmati blanco estadounidense no tiene esta cualidad).

Arroz integral.

Arroz salvaje.

Avena (no se puede cocinar a presión).

Bulgur.

Cebada (no se puede cocinar a presión).

Centeno (no se puede cocer a presión).

Einkorn (escaña).

Espelta.

Hierba de cebada.

Hierba de trigo.

Jarabe de maíz.

Kamut.

Kasha.

Maíz (palomitas y otros productos de maíz).

Quinoa.

Trigo (la cocción a presión no elimina las lectinas de ningún tipo de trigo).

Trigo sarraceno.

Azúcar y edulcorantes

Acesulfamo K (Sweet One y Sunett).

Agave.

Aspartamo (NutraSweet).

Azúcar de coco.

Azúcar granulado (incluso el azúcar de caña ecológico).

Bebidas *light.*

Maltodextrina.

Sacarina (Sweet'N Low).

Sucralosa (Splenda, marca que actualmente tiene un producto de alulosa aceptable; consulta la página 183).

Productos vegetales

Los que están marcados con un asterisco (*) pueden convertirse en alimentos seguros por medio de la cocción a presión.

Edamame.*

Garbanzos* (incluso como hummus).

Guisantes.*

Guisantes dulces.

Otras legumbres.*

Proteína de guisante (excepto la proteína de guisante aislada o hidrolizada).

Proteína de soja (excepto la proteína de soja aislada o hidrolizada).

Soja.*

Todas las alubias* (incluidas las judías verdes y los germinados).

Todas las lentejas.*

Tofu.*

Frutos secos y semillas

Almendras no blanqueadas.

Anacardos.

Cacahuetes.

Semillas de calabaza.

Semillas de chía.

Semillas de girasol.

Frutas

(Algunas decimos que son hortalizas)

Bayas de *goji*.

Berenjena.

Calabacín.

Calabazas (de todo tipo).

Melones (de todo tipo).

Pepino.

Pimiento morrón.

Pimiento picante.

Tomate.

Tomatillo.

Productos lácteos que contienen betacaseína A1

Helados (la mayoría).

Kéfir elaborado con leche de vacas estadounidenses.

Leche de vaca.

Mantequilla (incluso la procedente de animales alimentados con pasto), excepto la procedente de vacas cuya leche contiene betacaseína A2 o la procedente de la leche de oveja, cabra o búfala.

Queso.

Queso *ricotta*.

Requesón.

Yogur helado.

Yogures (incluido el yogur griego).

Aceites

De cacahuete.

De cártamo.

De girasol.

De maíz.

De semilla de algodón.

De semilla de uva.

De soja.

Todos los aceites «parcialmente hidrogenados».

«Vegetales».

Hierbas y condimentos

Kétchup.

Mayonesa (menos la de aguacate o la elaborada con aceite TCM).

Pimienta roja en escamas.

Salsa de soja.

Salsa inglesa (salsa Worcestershire).

Steak sauce (salsa para condimentar carnes).

Todas estas indicaciones y listas de lo que conviene incluir y evitar en la alimentación proporcionan la base para aprovechar el poder del desacoplamiento mitocondrial, este proceso poco conocido hasta ahora que es el secreto de la buena salud y una larga vida. Si sigues estas pautas, tendrás el poder de regular al alza la actividad de los genes desacopladores al producir o consumir cetonas, liberar ácidos grasos libres de tus reservas de grasa y consumir alimentos que hagan que tu microbiota tenga acceso a los ácidos grasos de cadena corta, los posbióticos y los polifenoles.

Durante demasiado tiempo hemos asociado la alimentación saludable con los alimentos ricos en antioxidantes y en fibra. Pero ahora ya sabes que estas solo son palabras en clave para lo que realmente está detrás de la salud y la longevidad: los polifenoles y los alimentos que fomentan la producción de posbióticos; todos ellos brindan sus efectos deseables al inducir el desacoplamiento mitocondrial. De hecho, la próxima vez que alguien te recomiende «comer (verduras de) todos los colores», debes saber que en realidad te está recomendando «comer para desacoplar».

CAPÍTULO 10

HACIA EL KETOCONSUMO

Conocer el código keto no consiste solamente en saber qué alimentos nos conviene comer y evitar; también debemos tener en cuenta *cuándo* comer. Recientemente, una práctica que estaba muy poco extendida, la de la alimentación con restricción de tiempo, también llamada *ayuno intermitente*, ha adquirido popularidad. Hoy en día, parece que no es posible abrir una revista o leer un artículo relacionado con la salud en Internet sin que nos topemos con el ayuno intermitente o alimentación restringida en el tiempo.

En mi último libro, *The Energy Paradox*, presenté un nuevo enfoque de la alimentación de tiempo restringido que llamé *cronoconsumo*. En el libro que tienes en las manos, perfecciono ese enfoque y presento el *ketoconsumo*. Este plan alimentario en el que se establecen límites de tiempo no solo ayuda a aumentar la energía, sino que además, y esto es aún más importante, estimula la producción de cetonas y otros compuestos señalizadores potentes que inducen el desacoplamiento mitocondrial. Los períodos de ingesta están distribuidos estratégicamente para que las mitocondrias puedan descansar y autorrepararse lo máximo posible; este programa te ayudará a entrar y salir del estado de cetosis de maneras que mejorarán tu salud y te conducirán a tener una vida más larga. Pero pedirte que pases inmediatamente de tus hábitos y horarios alimentarios actuales al punto en el que deberías estar dentro de cinco semanas es mucho pedir. Por lo tanto este programa, como su predecesor, el cronoconsumo, te facilitará la adopción del tipo de horario de comidas que promueve la producción de cetonas. Es una magnífica forma de realizar una transición lenta a la alimentación con restricción de tiempo (el ayuno intermitente) sin demasiado esfuerzo o demasiada frustración. Ahora, gracias a los comentarios de mis pacientes y de mis queridos lectores, he hecho que resulte aún más fácil la transición a la alimentación restringida en el tiempo, para que puedas sacar el máximo partido al ketoconsumo.

Después de todo, entiendo que para muchas personas aumentar el tiempo de espera entre la última comida de un día dado y la primera comida del día siguiente es la parte más difícil del proceso cetogénico. Para empezar, a nadie le gusta estar hambriento. Además de esto, desde la escuela primaria hemos recibido el mensaje, con origen en las grandes empresas del sector alimentario, de que el desayuno es una comida esencial; incluso nos han dicho que no podemos comenzar el día sin tomarlo. Puede ser difícil abandonar esta forma de pensar, y más difícil aún iniciar el día con el estómago vacío. Pero no temas: el programa Código Keto te ayudará a avanzar poco a poco hasta el período de alimentación recomendado en el ketoconsumo. Antes de que te des cuenta, te despertarás por la mañana y ayunarás hasta el mediodía sin tan siquiera pensar en ello. (Y si piensas en ello, tendrás algunos trucos simples a los que acudir, que engañarán a tu cuerpo para que continúe produciendo cetonas incluso mientras comes).

He aprendido mucho de mis pacientes y lectores desde la publicación de *The Energy Paradox*. Los que adoptaron el programa cronoconsumo hablaron de lo que les fue bien y lo que les costó, y he simplificado mis recomendaciones a partir de sus comentarios.

Empezaré poniéndote las cosas fáciles. No hay necesidad de que abarques más de lo que puedes manejar. En lugar de intentar abordar de golpe un ayuno de dieciocho horas (lo cual, lo creas o no, te resultará fácil dentro de unas pocas semanas), comenzaremos con un período de alimentación de doce horas e iremos reduciendo su duración a partir de ahí. Semana a semana durante las próximas cinco semanas, llegarás a acortar este período hasta que sea de entre seis y ocho horas cada día si es posible; además, te abstendrás de comer durante tres horas por lo menos antes de acostarte. Al proceder de esta manera les darás a tu cuerpo, tus mitocondrias, tus amigos intestinales y tu cerebro el tiempo que necesitan para descansar, repararse y regenerarse.

Al leer esto, tal vez sigas pensando que es imposible. ¡No lo es, te lo aseguro! Miles de pacientes míos han logrado adoptar un programa de alimentación con restricción de tiempo durante los últimos años. Y aquí tienes un incentivo adicional: solo tendrás que mantener este período de alimentación comprimido de lunes a viernes. Como recompensa por cuidar de tus mitocondrias durante la semana, podrás comer a tu antojo los fines de semana, es decir, sin tener que limitar la ingesta a un lapso de tiempo. Antes de que te des cuenta estarás llevando el estilo de vida propio del ketoconsumo.

El hecho de ir comprimiendo progresivamente el período de ingesta ayudará a tu cuerpo a adquirir flexibilidad metabólica. Hace más de veinte años que trabajo con pacientes resistentes a la insulina, prediabéticos y diabéticos, y todo este tiempo he sido testigo de sus dificultades con las dietas de tipo cetogénico tradicionales. Recuerda que si eres resistente a la insulina, es probable que tus mitocondrias no puedan pasar de quemar glucosa (carbohidratos) a quemar ácidos grasos libres (AGL) para producir ATP. Incluso si pudiesen hacerlo, el hecho de tener altos los niveles de insulina evita que las células adiposas liberen AGL. Si las células adiposas no pueden liberar AGL, no es posible generar cetonas, las cuales, como sabemos, les indican a las mitocondrias que desacoplen. Esto significa, básicamente, que estás destinado a fracasar con la mayoría de los planes alimentarios cetogénicos, independientemente de cuál sea la cantidad de carbohidratos de la que prescindas o de cuánta grasa consumas.

Por lo tanto, hablemos más sobre lo que implica el ketoconsumo y sobre cómo puedes usarlo para mejorar tu salud. En lugar de saltar al extremo profundo de la piscina de adultos, vas a entrar poco a poco y con cuidado en la piscina para bebés para ayudar a tus mitocondrias a descansar, repararse y prepararse para desacoplar.

EL KETOCONSUMO COMO ESTRATEGIA DE EJECUCIÓN DEL PROGRAMA CÓDIGO KETO

Para ayudar a facilitar el desacoplamiento mitocondrial, debes fomentar dos procesos: que tu cuerpo produzca cetonas y que tus células adiposas liberen AGL. Ambos requieren que no consumas ninguna caloría durante doce horas por lo menos. Dentro de mi plan de ketoconsumo he creado el siguiente cronograma para facilitarte la adopción del programa:

- **Semana 1:** en la primera semana de ketoconsumo, empezarás a desayunar a las ocho de la mañana y terminarás la última comida del día a las siete de la tarde, de lunes a viernes. Cuando llegue el fin de semana, podrás ser más flexible (¡dentro de lo razonable!). Podrás tomar tu desayuno cuando quieras y tal vez, incluso, compartir la comida con amigos o la familia, siempre y cuando sigas las instrucciones del programa Código Keto en cuanto a lo que hay que incluir y evitar, y siempre que te ciñas a las listas de alimentos permitidos.

- **Semana 2:** la segunda semana es muy similar a la primera; la diferencia es que deberás retrasar una hora tu primera comida del día. Es decir, romperás el ayuno a las nueve de la mañana.
- **Semanas 3 a 5:** cada semana sucesiva seguirás el mismo horario básico, pero tomarás el desayuno una hora más tarde. Durante la tercera semana, desayunarás a las diez de la mañana; durante la cuarta semana, a las once de la mañana. Durante la quinta semana, no tomarás tu primer bocado hasta las doce del mediodía. Así, tu período de alimentación diario quedará reducido a siete horas solamente (desde las doce del mediodía hasta las siete de la tarde).

EL HORARIO DE ALIMENTACIÓN BÁSICO HACIA EL KETOCONSUMO					
SEMANA	Desayuno del lunes	Desayuno del martes	Desayuno del miércoles	Desayuno del jueves	Desayuno del viernes
1	8 a. m.	8 a. m.	8 a. m.	8 a. m.	8 a. m.
2	9 a. m.	9 a. m.	9 a. m.	9 a. m.	9 a. m.
3	10 a. m.	10 a. m.	10 a. m.	10 a. m.	10 a. m.
4	11 a. m.	11 a. m.	11 a. m.	11 a. m.	11 a. m.
5	12 p. m.	12 p. m.	12 p. m.	12 p. m.	12 p. m.

Nota: Establezco las siete de la tarde como el final del período de alimentación del día porque es lo que les parece ir mejor a la mayoría de mis pacientes. Esto les permite cenar a la hora a la que prefieren comer más o menos, y después aún tienen por delante las tres horas que mencioné antes de acostarse. Pero los períodos de alimentación que he mencionado aquí no son absolutos. Tú puedes tener otras necesidades, debido a tu horario de trabajo o tus compromisos familiares. No importa si rompes tu ayuno a las nueve de la mañana y dejas de comer a las cuatro de la tarde. La idea es que vayas avanzando con facilidad hasta un período de alimentación de entre seis y ocho horas para elevar al máximo la producción de cetonas y para que se liberen los AGL pertinentes, con el fin de que tus mitocondrias se pongan a desacoplar.

Para algunas personas, sobre todo aquellas a las que nunca les ha gustado desayunar, la transición a un período de alimentación restringido es relativamente indolora. Pero la mayoría de la gente necesita una estrategia más escalonada para tener éxito. (En este punto mencionaré que todos los pacientes míos que han seguido este programa han tenido éxito). Al retrasar el desayuno gradualmente y al aflojar un poco las riendas los fines de semana, encontrarás que el proceso de acortar tu período de alimentación será más fácil para tu cuerpo y tu mente. No es distinto de adoptar una nueva rutina de ejercicios. Nadie espera que te levantes del sofá y termines un maratón sin haber entrenado o que te mantengas en la postura de la plancha durante diez minutos la primera vez que te pongas a ello. Estas metas se consiguen con el tiempo. Del mismo modo, en lo que respecta al ketoconsumo, te ejercitarás para adoptar un período de alimentación más breve a lo largo de cinco semanas. Descubrirás que este es un programa fiable que te permitirá adquirir una mayor flexibilidad metabólica y conseguir que tus mitocondrias desacoplen, sin complicaciones. Y una vez que hayas superado las primeras cinco semanas, disfrutando de esos fines de semana más flexibles por el camino, no tardarás en darte cuenta de que el ketoconsumo es un estilo de alimentación compatible con casi cualquier estilo de vida. Esta no ha sido mi experiencia solamente, sino que está respaldada por estudios que muestran que dicho programa ayuda a que las personas se ciñan a la nueva modalidad alimentaria sin que ello interfiera en su flexibilidad metabólica.[1]

Cuando hayas completado el programa inicial de cinco semanas de ketoconsumo, es posible que notes algunos cambios. Para empezar, tu metabolismo se encontrará en un estado en el que podrá desperdiciar grasa más fácilmente. ¡Y tu organismo estará produciendo cetonas sin que tengas que consumir toda esa grasa poco apetecible! Entre los AGL liberados y las cetonas, tus mitocondrias estarán recibiendo todas las señales que necesitan para comenzar a desacoplar, autorrepararse y aumentar su número en todas las células del cuerpo. Algo incluso mejor es que te habrás acostumbrado al período de alimentación condensado. Ya no te costará mantener el horario del ketoconsumo. Cuando llegue la sexta semana, seguirás con el programa sin reservas. La décima semana, estarás tan encantado con los resultados que no recordarás por qué antes comías de la manera en que lo hacías. Te puede llevar algún tiempo, pero antes de que te des cuenta, habrás adoptado un nuevo estilo de alimentación maravilloso que mejorará tu salud, tu bienestar y alargará tu vida. (Y, sí, también te ayudará a perder esos kilos de los que quieres deshacerte).

Bebidas desacopladoras

El hecho de que estés limitando tu período de ingesta no significa que tengas que limitar la cantidad de líquido que consumes durante el día. En realidad, mantenerte hidratado te facilitará la adopción del ketoconsumo. Cuando bebemos lo suficiente, nos sentimos menos hambrientos.

Aconsejo beber agua filtrada para no ingerir las toxinas que pueda contener este elemento. Pero si tienes la opción de elegir, te recomiendo el agua con gas San Pellegrino. No solo tiene un pH equilibrado, sino que también tiene la mayor pureza y contenido en azufre entre las distintas aguas embotelladas que hay en el mercado. (Además, el CO_2 que proporcionan las burbujas puede beneficiar el flujo sanguíneo a los órganos, incluido el cerebro). Para darle a tu agua un poco más de energía, prueba a añadirle un chorrito de vinagre balsámico o de sidra de manzana. Obtendrás una dosis adicional de polifenoles y ácidos grasos de cadena corta (AGCC), lo que te permitirá hidratarte y desacoplar a la vez.

Recuerda, al elegir una bebida, que si contiene un desacoplador o un polifenol, tanto mejor. Esto significa que puedes sentirte libre de mantener el hábito de disfrutar de tu cafeína matutina. Puedes tomar té, ya sea verde o negro, o café solo. Todas estas bebidas son ricas en polifenoles (y, contrariamente a la creencia popular, no tienen un efecto deshidratante). Recuerda que la cafeína es un desacoplador mitocondrial en sí misma. ¿Le tienes miedo a la cafeína? Consume té o café descafeinados, o infusiones de hierbas desacopladoras como la menta. Y si aún no estás listo para renunciar a la crema que le añades al té o el café, elige una de las muchas cremas TCM cetogénicas que hay en el mercado.

Estoy seguro de que también tienes preguntas sobre el alcohol. A las mujeres les recomiendo que no consuman más de 120 a 175 mililitros de vino tinto o champán biodinámicos con la cena; los hombres pueden tomar el doble de esta cantidad. Si prefieres las bebidas espirituosas, puedes tomar 30 mililitros de tu licor oscuro favorito durante la cena. ¿Por qué licores oscuros y no alcoholes claros como el vodka o la ginebra? Los licores oscuros han sido envejecidos en barricas de madera, ¡y en el proceso han absorbido polifenoles desacopladores de la madera misma! ¿Y por qué vino tinto y no blanco? Los estudios muestran mejoras drásticas en la microbiota y los marcadores inflamatorios de las personas que beben vino tinto frente a las que toman licores claros.[2]

SOLO DI NO (A UNA COMIDA)

Desde que somos pequeños se nos dice que debemos comer tres comidas completas al día más un par de tentempiés. Decididamente, esto no es así, y a menudo es más fácil asumir el horario del ketoconsumo si se prescinde de la comida del mediodía. Debo admitir que saltarse comidas no es el hábito más fácil de adoptar. Después de todo, nuestro estilo de vida moderno nos tiene muy acostumbrados a comer cuando y donde queremos. Dicho esto, está lejos de ser imposible saltarse una comida o incluso dos.

Cuando empieces a condensar tu período de ingesta, es posible que sientas algo de hambre, y, seamos sinceros, a nadie le gusta pasar hambre. Las dos primeras semanas de este programa pueden ser un poco duras si estás acostumbrado a comer a primera hora de la mañana. Dicho esto, sentir hambre es normal, y estás experimentando esta sensación porque tu cuerpo aún no goza de la flexibilidad metabólica suficiente como para pasar al modo de quema de grasa. Cuando te hayas ceñido al programa el tiempo suficiente como para empezar a cosechar sus muchos beneficios, tu metabolismo comenzará a recibir los mensajes correctos por parte de tu microbiota y tus mitocondrias, y las punzadas del hambre se reducirán en el proceso. Pero si te resulta difícil mantener el programa, aquí tienes algunos consejos que te ayudarán a controlar el hambre:

Toma un poco de aceite TCM. Toma una cucharada de aceite TCM (preferiblemente las variedades C8 o C10, que son más cetogénicas) tres veces al día. Puedes comenzar con una cucharadita para ayudarte a superar los momentos de debilidad, y con el tiempo pasar a una cucharada. Pero debo hacer una advertencia: algunas personas experimentan cierto malestar gastrointestinal después de ingerir aceite TCM. Esto les ocurre a muchas de mis pacientes femeninas. Recomiendo consumir con moderación este aceite al principio e ir aumentando la cantidad. A algunas personas les va mucho mejor con el aceite TCM en polvo, que puede encontrarse como crema para café. El aceite TCM no romperá tu ayuno, lo cual es fantástico; y, como beneficio adicional, le indicará a tu hígado que empiece a producir cetonas, incluso si tu nivel de insulina en ayunas está alto al principio y tus células adiposas no pueden liberar AGL para que seas capaz de producir cetonas a la vieja usanza todavía.

Reduce el ritmo. Tal vez la primera semana fue pan comido (perdón por el juego de palabras), pero ahora que ha llegado la segunda semana, te sientes hambriento, malhumorado y completamente desprovisto de energía mientras intentas esperar hasta las nueve de la mañana para comer. Una pequeña voz interior te dice que no habrá manera de que puedas aguantar hasta las nueve... Si lograste desayunar a las ocho de la mañana sin problemas, mantén esta hora durante la segunda semana y a la siguiente intenta tomar el desayuno a las ocho y media o las nueve. Cada semana, retrasa la hora del desayuno un poco más. Tal vez tardarás más de cinco semanas en llegar a la meta, pero la alcanzarás, a paso lento pero seguro. Y no olvides este recurso: en el peor de los casos, puedes tomar una de las barritas cetogénicas incluidas en la lista de alimentos «Sí, por favor» (la mayoría de ellas contienen el desacoplador aceite TCM) para que te ayude a aguantar hasta la hora del desayuno. Hablaré más de este truco dentro de un momento.

Come los alimentos apropiados. Una de las mejores maneras de mantener el hambre a raya es incrementar la ingesta de fibra prebiótica o alimentos fermentados. Puedes añadir la fibra a tus comidas, pero creo que lo mejor es disolver un cacito* de fibra prebiótica en polvo en un poco de agua y beberla. Al ser indigerible, no romperá tu ayuno, pero es el mejor desayuno que podrían pedir tus amigos intestinales. Estos microorganismos enviarán mensajes a tu cerebro, a través de los posbióticos, para decirle que están contentos y no se requiere más comida. (Además, comenzarán a

---

* N. del T.: *Cacito* hace referencia a la herramienta de plástico similar a una cuchara, pero mucho más honda, que se incluye en muchos productos alimenticios en polvo.

producir butirato, ese combustible y desacoplador mitocondrial tan increíble).

Toma un poco de vinagre, muy diluido. Puedes calmar los retortijones de hambre añadiendo un poco de vinagre a un vaso de agua. Suelo poner unas dos cucharadas de vinagre balsámico o de sidra de manzana en mi vaso de San Pellegrino a primera hora de la mañana o cada vez que tengo una sensación de hambre. Los posbióticos y los AGCC que contienen estos vinagres tienen el poder de poner en marcha el desacoplamiento mitocondrial desde el primer trago. Y no solo no romperán tu ayuno, sino que también potenciarán aún más el desacoplamiento mitocondrial gracias a sus posbióticos.

Disfruta de un *caprachino* TCM. ¡No, no es un error tipográfico; no quise escribir «capuchino»! Utilizo el término *caprachino* para hacer referencia a la cabra (*capra* en latín). Esta sabrosa bebida hará que produzcas más cetonas y desacoples más; encontrarás la receta en la página 215.

Consume productos lácteos de cabra, oveja y búfala de agua ricos en TCM como tu primera comida. Recuerda lo siguiente: siempre que puedas aprovechar el poder de los TCM para impulsar la producción de cetonas por parte del hígado, al principio del programa sobre todo, mejor estarás. Si bien muchas personas no tienen problemas con los TCM líquidos o en polvo, algunas pueden experimentar trastornos gastrointestinales como diarrea o náuseas. En estos casos, los quesos y yogures de cabra, oveja y búfala de agua pueden suponer una gran diferencia. El treinta por ciento del contenido de estos productos lácteos, aproximadamente, son TCM, por lo que constituyen una forma extremadamente sabrosa y cetogénica de comenzar el día sin tener que extender las horas de ayuno.

Ten frutos secos a mano. Cada vez que una punzada de hambre te parezca insoportable, puedes comer unos 30 gramos de frutos secos (es un puñado generoso). Los frutos secos salados son los mejores en estos casos. Compro la mayoría de los frutos secos crudos (compro tostadas las nueces *barùkas* —o *baru*— y las semillas de *sacha inchi*, que tienen un alto contenido en polifenoles) y cuando los tengo en la palma de la mano les añado algo de sal marina yodada, molida. Cuando estamos perdiendo peso activamente, orinamos más a menudo, y perdemos sodio en el proceso. Los estudios al respecto muestran que es beneficioso incrementar el consumo de sal mientras se trabaja para acortar el período de alimentación. Si bien la mayoría de los expertos en salud han dicho que la sal es un villano nutricional, no es el enemigo que, al parecer, todos piensan que es. Las cetonas compiten con el ácido úrico (el malhechor que causa la gota) cuando tienen que ser excretadas por los riñones. Pero puedes resolver este problema incrementando tu consumo de sal en una cucharadita al día aproximadamente. Ahora bien, asegúrate de que estás comprando sal marina yodada, pues la sal rosa y otras variedades de sal marina que se pueden encontrar en los estantes de los supermercados no contienen yodo.

Añadiría que también me gustan los polvos de reemplazo de electrolitos como los fabricados por la marca LMNT. Incluso tenemos nuestra propia versión en Gundry MD. Dicho esto, recomiendo evitar las bebidas con electrolitos más populares, incluso las que no contienen azúcar, ya que tienden a estar cargadas de edulcorantes artificiales tóxicos que destruyen la microbiota intestinal.

Come una barrita de frutos secos o de coco. En una interesante investigación publicada en 2021, un colega y amigo mío, el doctor Valter Longo, de la Universidad del Sur de California, informó de que comer una barrita llamada Fast Bar, que aporta doscientas calorías y consiste en frutos secos principalmente, *no* interrumpió la producción de cetonas ni aumentó el azúcar en sangre en personas que estaban siguiendo un plan de alimentación con restricción de tiempo, como harás tú cuando sigas el programa Código Keto. Has leído bien: ¡comer este tipo de barrita *no* interrumpió la producción de cetonas derivada del ayuno nocturno![3] Esta es una buena noticia. Significa que comer un puñado de frutos secos o una barrita de frutos secos no saboteará tus esfuerzos encaminados a generar cetonas (consulta la página 174 para ver una lista de barritas apropiadas). Esta medida probablemente también mantendrá a raya el demonio del hambre.

Toma cetonas directamente. Otra opción para ayudarte a lidiar con el hambre a medida que vas adoptando el programa Código Keto y comienzas a producir tus propias cetonas es tomar algunas cápsulas o un cacito[*] de cetonas preformadas en forma de sales o ésteres de cetonas. Lo creas o no, estos suplementos son los verdaderos artistas; les dicen enseguida a las mitocondrias que es hora de empezar a desacoplar. Como descubriste en capítulos anteriores, las cetonas ingeridas tienen los mismos efectos beneficiosos que la dieta cetogénica tradicional en cuanto a cambiar la microbiota del intestino. Ahora bien, mientras que las sales de cetonas son relativamente fáciles de encontrar, los ésteres, francamente, son muy caros y saben muy mal. Por el bien de mi economía (y la tuya), quedémonos con los aceites TCM o los productos lácteos de cabra y oveja.

Desayuna temprano. Finalmente, algunos días podrías pasarlo mal y necesitar, psicológicamente, sentirte nutrido y alerta. Tal vez tengas una presentación importante o un entrenamiento especialmente duro por delante. En estos casos, desayuna un poco antes o agarra una de esas barritas de frutos secos cuando te dirijas hacia la puerta. Al día siguiente, puedes volver a la normalidad.

Es habitual experimentar dificultades y contratiempos cada vez que se efectúan cambios en la alimentación y el estilo de vida.

---

[*] N. del T.: Ver nota en página 200.

Pase lo que pase, tómatelo con calma y haz todo lo que puedas para mantener el rumbo.

ADIÓS AL PICOTEO

Lamentablemente, el estadounidense promedio no se limita a tomar tres comidas al día. Más bien pica todo el día. De hecho, las últimas investigaciones indican que el ser humano promedio come a lo largo de dieciséis horas cada día.

En cierto modo, es comprensible. La vida moderna es ajetreada y en estos días todos estamos en casa mucho más a menudo que antes, con un millón de oportunidades de caminar por la cocina y mirar en la nevera. Es fácil tomar un pequeño bocado ahora y otro después, sea cual sea la hora del día. Cuando los pacientes vienen a verme la primera vez, a la mayoría nunca les han medido el nivel de insulina en ayunas antes. Como Miranda, cuentan la historia de lo mal que les ha ido con alguna dieta cetogénica o el ayuno intermitente. Se autoinculpan por su fracaso alimentario, pero la realidad es que nunca tuvieron ninguna posibilidad de triunfar, porque estaban comiendo todo el tiempo. Sencillamente, no tenían la flexibilidad mitocondrial que les permitiese usar los AGL de la forma debida. Pero cuando poco a poco se va prescindiendo del azúcar y de todas estas minicomidas innecesarias, el cuerpo no tarda en aprender a usar la grasa como combustible y para producir cetonas, las cuales mandan las señales oportunas a las mitocondrias para que desacoplen, se repliquen y se reparen.

En este punto, tal vez estés pensando: «Mire, doctor Grundy, no soy uno de sus pacientes habituales. ¡Yo solo como alimentos saludables y ecológicos!». O tal vez estés insistiendo en que ya llevas una dieta cetogénica perfecta: «No tomo keto sucio ni alto en proteínas; me mantengo fiel al ochenta por ciento de grasa, doctor.

Pero sigo teniendo sobrepeso. ¿Qué pasa conmigo?». Bueno, tengo unas cuantas cosas que decir sobre ambos casos.

En primer lugar, la mayoría de las personas que dicen que comen sano siguen consumiendo una mezcla heterogénea de alimentos ricos en lectinas que están destruyendo su pared intestinal y produciendo inflamación. Muchos de mis nuevos pacientes son como Miranda, quien, recuérdalo, se quedó de piedra cuando supo que tenía altos los niveles de insulina a pesar de llevar dos años comprometida con una dieta cetogénica. Miranda estaba comiendo quesos que albergaban lectinas, las cuales se bastaron para dañar su pared intestinal. Además, sus quesos de leche de vaca no contenían ninguno de los beneficiosos TCM que se encuentran en los quesos de leche de cabra y oveja. Sus mitocondrias no estaban recibiendo todas las señales que necesitaban para cuidar de sí mismas y, en consecuencia, su salud en general estaba afectada. Además, la mayoría de quienes dicen que llevan una «dieta cetogénica perfecta» no están obteniendo polifenoles ni fibra de las verduras para poner en marcha el desacoplamiento mitocondrial.

¿Y recuerdas a esos ratones que comían todo el día su saludable comida para ratas? A pesar de lo saludable que era esa comida, no tenían ninguna flexibilidad metabólica. Si estás comiendo de manera sana o incluso cetogénica alta en grasas, pero estás llevándote comida a la boca todo el rato durante un período largo cada día, estás abocado al fracaso. Tienes que limitar tus horas de ingesta para sacar el máximo partido al consumo cetogénico.

Finalmente, muchos de los clientes que, la primera vez que vienen a verme, afirman comer de manera saludable resulta que son adictos a la fruta. Recuerda que estos «dulces de la naturaleza» obtienen su dulzor de la fructosa, la cual es una ladrona de energía. Si consumes demasiada, agobiará a tu hígado y a tus mitocondrias.[4]

Si estás leyendo esto y ves que tu alimentación actual, incluso siendo presuntamente cetogénica, presenta alguno de estos inconvenientes, no te desanimes. Cuando solo lleves dos semanas con este programa (es decir, cuando solo hayas dado los primeros pasos hacia un mayor desacoplamiento mitocondrial y la mejora de la salud de tus mitocondrias), empezarás a advertir una verdadera diferencia en tu bienestar general. Y una vez que comiences a notar estos efectos, sin duda te sentirás motivado a seguir adelante.

Cierta flexibilidad

Si bien he ofrecido la distribución horaria básica del ketoconsumo, uno de los mayores beneficios que presenta esta modalidad de alimentación restringida en el tiempo es que ofrece cierta flexibilidad. Siempre que te esfuerces por acortar el período de la ingesta, puedes programar tus comidas de la manera que mejor se adapte a tu estilo de vida.

Por ejemplo, tengo pacientes que están tercamente apegados a desayunar a una hora determinada de la mañana. Sienten que necesitan empezar el día con algo en la barriga o que, de otro modo, no podrán estar funcionales durante el resto de la jornada. Estas personas (tú sabes si eres una de ellas) tienen dos opciones: o hincarle el diente a una barrita de frutos secos que no interrumpirá la creación de cetonas, como mencioné anteriormente, o elegir lo que me gusta llamar la opción del ramadán.

Si estás familiarizado con la fe islámica, probablemente sepas que el noveno mes del calendario islámico se llama *ramadán*. La tradición dicta que, durante este período, los musulmanes devotos ayunen desde el amanecer hasta el ocaso y recen. La mayoría de las familias comen un pequeño desayuno antes de que salga el sol y se abstienen de comer o beber hasta después de la puesta de sol. Esta comida vespertina tiende a ser la principal del día; las familias la toman juntas a modo de celebración.

Expongo todo esto porque este tipo de horario puede ofrecer un período de alimentación condensado. Al ayunar durante doce horas a lo largo del día y luego
durante otras ocho horas por la noche, las personas que siguen la tradición del
ramadán esencialmente ayunan (y producen cetonas, liberan AGL y les dicen
a sus mitocondrias que desacoplen) durante veinte horas dentro de períodos
de veinticuatro horas.

Dicho esto, si bien este enfoque funciona para algunas personas en lugar del
horario de consumo cetogénico más tradicional, la mayoría de los estudios
muestran que no promueve la pérdida de peso. En realidad, lo he visto de primera mano en mis propios pacientes. Obtienen la mayoría de los beneficios
para la salud asociados a la alimentación con restricción de tiempo (se observa un descenso importante de los niveles de insulina y los análisis de sangre
muestran mejores resultados), pero aproximadamente la mitad de las personas
que siguen este tipo de horario no pierden nada de peso. Al revisar los diarios
alimentarios de estos pacientes, he advertido una tendencia en aquellos que
mantienen su peso: tienden a disfrutar de una gran comida por la noche, com-
plementada con generosas porciones de frutas desecadas como higos y dáti-
les. ¡Esto explica, probablemente, por qué no se van esos kilos de más!

A pesar de que no todo el mundo pierde peso con la estrategia del ramadán,
esta opción presenta beneficios para las personas que tienen dificultades con
el ayuno por estar apegadas al desayuno tradicional.

Si te cuesta adoptar el horario del ketoconsumo, no quiero perderos a ti y a tus
mitocondrias (lo digo con toda sinceridad) porque te resulte demasiado duro
comprimir tu período de alimentación. Prueba a desayunar, prescindir del almuerzo* y esperar a la cena, que será tu última comida del día. Para hacer algo
aún mejor, toma un puñado de frutos secos, un trozo de queso de leche de
cabra u oveja o una barrita cetogénica como desayuno. Es probable que con
el tiempo, a medida que tu metabolismo se ajuste y se vuelva más flexible, te

---

* N. del T.: En esta obra, *almuerzo* hace referencia a la comida principal del mediodía o primeras horas de la tarde.

encuentres con que estás más que preparado para comenzar a desplazar tu desayuno a una hora más tardía.

(Además, si has avanzado en el camino del ketoconsumo y quieres mantener tus progresos los fines de semana, puedes probar la opción del ramadán los sábados y domingos. De hecho, esto es lo que hago yo casi todos los fines de semana durante todo el año).

Otra opción que les gusta a algunos de mis pacientes es el plan Una Comida al Día. Esta estrategia tiene el poder de impulsar rápidamente el plan Código Keto y acelerar realmente el metabolismo. Si ya estás llevando algún tipo de ayuno intermitente, o si te resultaron bastante fáciles las primeras cinco semanas del ketoconsumo, puedes intensificar tu potencial de desacoplamiento tomando una sola comida al día.

Así es como manejo mi propia alimentación con restricción de tiempo durante una gran parte del año, todos los años. De enero a junio, tomo una sola comida en algún momento entre las seis y las ocho de la tarde. Así es: ayuno durante veintidós horas al día, cinco días a la semana, seis meses al año. Aunque esta opción pueda parecer extrema (y acaso incluso dudes de que se pueda llevar a cabo), te puedo asegurar que no solo es posible sino que, con el tiempo, es más fácil de sostener de lo que puedas pensar.

¡Y los resultados son innegables! Cuando mis pacientes prueban la estrategia de ketoconsumo Una Comida al Día, la diferencia es inmediatamente palpable en sus análisis de sangre. Sus niveles de IGF-1 caen y el resultado de la HbA1c mejora, así como su estado de salud general. ¡Es el desacoplamiento mitocondrial en acción! Al reducir significativamente el tiempo que dedica el intestino a digerir alimentos, se les da a las mitocondrias el descanso que necesitan para desacoplar y prosperar.

Si te preguntas por qué no opto por Una Comida al Día durante todo el año, puedes atribuirlo a nuestros antepasados. Nuestros ancestros cazadores-recolectores tenían que lidiar con el hecho de que había menos comida disponible durante el invierno y la primavera. En el verano y el otoño, por supuesto, las opciones eran abundantes. Es beneficioso para las mitocondrias que adoptemos esta estrategia basada en las estaciones, pues está profundamente arraigada en nuestros genes. Es la regla Ricitos de Oro en acción: cuando alternamos entre la cetosis y el estado de saciedad, a las mitocondrias les va mejor.

Acaso te parezca que estoy planteando un estado cetogénico bastante extremo, y es cierto que no es para todo el mundo, pero es una modalidad de ayuno factible. Si quieres probarlo, te aconsejo que empieces después del hito que son las cinco semanas, cuando estés tomando tu primera comida al mediodía y dejando de ingerir cualquier alimento a partir de las siete de la tarde. Durante la sexta semana, puedes retrasar la primera comida a la una de la tarde. Durante la séptima semana, puedes tomar la primera comida a las dos de la tarde, y así sucesivamente, hasta llegar al período de dos horas característico de Una Comida al Día la decimoprimera semana.

Si te estás planteando adoptar este tipo de ayuno, debes tener en cuenta algo. Una y otra vez, yo mismo y otras personas hemos puesto de manifiesto que la cetosis continua no es saludable. Nunca en la historia de la humanidad los humanos han prosperado pasando hambre a largo plazo. Nuestro cuerpo está diseñado para gestionar los banquetes y el hambre. Pero no el hambre solamente; esto sería imposible. Por lo tanto, si optas por la estrategia Una Comida al Día, relájate los fines de semana y toma dos comidas al día entonces, tal vez incluso tres.

He expuesto las opciones del ramadán y Una Comida al Día para ilustrar, una vez más, que hay muchas maneras de adoptar con éxito el ketoconsumo. Siempre que apuntes a un período de ingesta condensado, podrás encontrar una distribución horaria que haga que tus mitocondrias desacoplen de una manera que te vaya bien, satisfaga tus necesidades y se adapte a tu estilo de vida.

En cuanto a los macronutrientes y las calorías

¿Qué tengo que decir de ellos? A diferencia de lo que ocurre con muchas dietas y planes de alimentación populares, con el programa Código Keto no tienes que preocuparte de contar calorías o estar atento a los macronutrientes. ¡No estoy bromeando! Eres libre de dejar atrás todo eso. Te recomiendo que lo hagas. En realidad, hasta la fecha nunca he incluido un cómputo de calorías ni he desglosado la cantidad de proteínas, grasas y carbohidratos en ninguna de mis recetas, y por una buena razón: no hay que preocuparse por ello.

Estamos aprendiendo que contar calorías no sirve de mucho, sobre todo si muchas de estas calorías las comen nuestros amigos intestinales al producir posbióticos. Y, francamente, no me preocupa la proporción de proteínas, grasas y carbohidratos que ingieras. Déjame repetirlo, porque quiero subrayarlo: no me preocupa que comas grandes cantidades de grasas para entrar en cetosis. Tampoco me preocupa si limitas o no tu ingesta de carbohidratos; de hecho, ¡quiero que comas todos los polifenoles que puedas! Y como has visto en los capítulos precedentes, no hay necesidad de que impongas este tipo de restricciones en tu alimentación. Estudio tras estudio han mostrado que la alimentación restringida en el tiempo funciona mejor que la restricción calórica para corregir la falta de flexibilidad metabólica.[5] Así que sigue tu programa de ketoconsumo, come hasta hartarte los alimentos de las listas «Sí, por favor» ¡y disfruta!

Verdaderamente, tu salud y la cantidad de tiempo que vas a vivir no dependen de que limites las calorías o de que ingieras los macronutrientes en una determinada proporción, difícil de controlar. Tu bienestar general depende de que hagas que tus mitocondrias desacoplen, no para que puedan sobrevivir solamente, sino para que puedan prosperar. Como en el caso de los ratones del doctor De Cabo, no importa lo que comas (aunque pronto verás que el hecho de ceñirte a lo que es conveniente incluir y evitar dentro del plan Código Keto te ayudará a conseguir la flexibilidad metabólica que necesitas para tener éxito). Lo que más importa es cuándo comes y durante cuánto tiempo. Al limitar tu período de ingesta y al consumir alimentos que nutran a tus amigos intestinales cosecharás todos los beneficios del desacoplamiento mitocondrial, los cuales verás reflejados como un descenso de los números de la báscula y una mejor salud y un mayor bienestar en general.

Bien, pues ya tienes el horario del ketoconsumo con el que regir tu alimentación (a partir de lo que conviene incluir y evitar, según lo expuesto en el capítulo anterior). Al seguir el plan Código Keto, fomentarás el desacoplamiento mitocondrial y cosecharás los abundantes beneficios que te aportará. Solo tendrás que regirte por las listas de alimentos «Sí, por favor» y «No, gracias» del capítulo nueve al hacer tus comidas y elegir tus barritas y aperitivos. Además, en el capítulo once proporciono algunas recetas nuevas y emocionantes para que las pruebes; todas ellas incorporan compuestos desacopladores en cada delicioso bocado.

Durante demasiado tiempo hemos estado hablando de la alimentación saludable de manera equivocada. Pero ahora sabes qué es lo que hay realmente detrás de la salud y la longevidad. Tenemos que comer polifenoles y alimentos que produzcan posbióticos; todos ellos brindan sus efectos deseables al hacer que las mitocondrias desacoplen. Por eso, cada vez que alguien dice que es importante «comer verduras de todos los colores», lo que está diciendo en realidad es que es importante «comer para desacoplar». Adopta el ketoconsumo y limita tu ingesta a un período de entre seis y ocho horas diarias para producir cetonas y liberar AGL con el fin de ayudar a que tus mitocondrias estén en plena forma. De esta manera, te convertirás en un productor de energía increíblemente ineficiente pero notablemente saludable. ¿Qué podría ser mejor que esto?

211

A estas alturas, tal vez te estés preguntando qué pasó con la pobre Miranda, a la que no le fue bien con una dieta cetogénica. Me complace decir que Miranda encaminó bien sus mitocondrias y ya no es resistente a la insulina, ya no es diabética y se está poniendo ropa nueva, de tallas más pequeñas. Y lo que es aún mejor, se siente genial y come muy bien desde que aprendió las claves del código keto. ¡Ahora es tu turno!

CAPÍTULO 11

LAS RECETAS DEL CÓDIGO KETO

Desarrollar nuevas recetas para un nuevo programa es uno de mis proyectos favoritos, sobre todo porque tengo la oportunidad de experimentar con nuevos alimentos, sabores y texturas que quizá no haya explorado antes. Con cada nuevo libro, me resulta emocionante poder presentar nuevos alimentos que pueden ser beneficiosos para un aspecto de la salud previamente descuidado.

Aquí, en el programa Código Keto, mi objetivo es resaltar las formas deliciosas en que puedes incorporar compuestos desacopladores sabrosos a tus comidas diarias. En las siguientes recetas, verás más alimentos fermentados incorporados creativamente (y deliciosamente) a unos platos fantásticos. Después de todo, los alimentos fermentados ofrecen unos beneficios enormes para la salud. Los probióticos que contienen fomentan que la microbiota esté más fuerte y sea más diversa, y algo aún más importante es que los alimentos fermentados contienen posbióticos como los AGCC y son los alimentos que permiten que nuestros amigos intestinales produzcan posbióticos desacopladores.

También verás que los quesos de leche de cabra y de oveja son fundamentales en muchos platos. Recuerda que tu hígado convierte en cetonas los TCM contenidos en estos quesos, independientemente de qué otras cosas puedas estar comiendo, ¡incluidos carbohidratos! Pero no nos olvidemos de darles también un poco de amor a los quesos de leche de vaca viejos procedentes de vacas alimentadas con pasto de Francia, Italia y Suiza, cuya leche contiene la betacaseína A2, por todas las poliaminas desacopladoras que contienen. Nunca deberías tener dudas acerca de si disfrutar de un simple plato de queso de leche de cabra, de oveja o de vaca viejo, como hacen tantas personas en Europa, como desayuno. (Pero a menos que estés comiendo panes, *crackers* o tortillas [tortas aplanadas] de la lista de alimentos «Sí, por favor» del Código Keto [apartado «Almidones resistentes procesados», página 175], no es necesario que acompañes tu queso con *crackers*).

También fue muy divertido convertir alimentos reconfortantes desastrosos (que, seamos realistas, no se llaman «alimentos reconfortantes» sin motivo) como galletas, salsas de carne y pasteles con especias en platos más saludables que son sinónimo de satisfacción y placer. ¡Y no me he olvidado de mis lectores vegetarianos y veganos! Hay opciones para hacer que estos platos no contengan proteínas ni grasas animales.

¡Espero que lo pases estupendamente preparando y comiendo estos platos y bebidas!

Caprachino desacoplador

Tal vez seas una de tantas personas, entre las que me incluyo, que no pueden comenzar el día sin su taza de café. El *caprachino* desacoplador es la versión de café cetogénico que propongo. ¡Y no, la palabra *caprachino* no contiene errores tipográficos! Esta bebida, cremosa y deliciosa, aprovecha los TCM adicionales que contiene la leche, la crema o el queso de cabra (de ahí el nombre *caprachino*, que combina los términos *capra* ['cabra' en latín] y *capuchino*). ¡Este tónico tan sabroso te dará ese pequeño empujón extra gracias a todo su poder desacoplador!

Para incrementar el efecto de desacoplamiento, añade canela, nuez moscada, cacao en polvo natural sin edulcorantes (no holandés) o cardamomo, según desees. Si añades alulosa o el endulzante de Just Like Sugar, aportarán un empujón extra con sus prebióticos.

Receta para 1 ración

1 vaso* de café caliente
1 cucharada de aceite TCM
1 cacito** (unas 2 cucharadas) de
   leche de cabra en polvo, crema

de cabra o 30 g de queso o
mantequilla de cabra
Alulosa, endulzante de Just Like
   Sugar, fruta del monje o estevia

Junta todos los ingredientes en una batidora y mezcla unos treinta segundos, hasta conseguir una textura espumosa. Sírvelo en una taza.

---

*   N. del T.: El «vaso» como medida equivale a 240 ml. Esta observación es válida para todas las recetas.

** N. del T.: Ver nota en la página 200.

Pudin tropical de semillas de albahaca

Este pudin es perfecto para cualquier persona a la que le guste el pudin de semillas de chía o de arroz, pero quiera disfrutarlo sin lectinas. Es como unas vacaciones tropicales en un tazón: la combinación del coco, el kiwi y el maracuyá (fruta de la pasión), que es picante, da lugar a lo que parece un postre de los que tomamos por capricho de forma excepcional, pero se puede disfrutar en el desayuno o como refrigerio en cualquier momento.

Receta para 4 raciones

2 vasos de leche de coco entera sin edulcorantes

2 cucharadas de edulcorante de fruta del monje 1:1 (como el de la marca Lakanto)

½ cucharadita de extracto puro de vainilla

¼ de cucharadita de extracto puro de coco

¼ de vaso de semillas de albahaca

½ vaso de escamas de coco sin azúcares añadidos, tostadas

1 kiwi con la piel, cortado en cubitos

½ vaso de puré de maracuyá fresco, o congelado sin edulcorantes (3 o 4 maracuyás, si son frescos)

1. En una cacerola o un cazo grande, mezcla la leche de coco y el edulcorante de fruta del monje y calienta a fuego medio, removiendo de vez en cuando, hasta que el edulcorante se haya disuelto. Retira del fuego.

2. Añade el extracto de vainilla y el de coco, las semillas de albahaca y la mitad de las escamas de coco y remueve. Deja reposar cinco minutos para permitir que las semillas absorban el líquido.

3. Remueve bien; a continuación reparte la mezcla entre cuatro platos de postre hondos y mantenla en la nevera entre tres y cuatro horas por lo menos para que cuaje.

4. En un tazón pequeño, mezcla el kiwi y el puré de maracuyá; a continuación reparte la fruta entre los cuatro púdines. Cubre con las escamas de coco restantes justo antes de servir.

Batido de chocolate y coco

Al echar un vistazo a los ingredientes que siguen, pensarás: «¿¡Coliflor en un batido!?». Bueno, no notarás su sabor, pero el arroz de coliflor congelado le da a este batido una textura similar a la de los batidos de los establecimientos de comida rápida. Me gusta el sutil toque de la canela, que es antiinflamatoria, pero puedes prescindir de ella si quieres un sabor a batido de chocolate más clásico.

Receta para 1 ración

1 vaso de leche de coco entera sin edulcorantes

½ vaso de arroz de coliflor congelado

2 cucharadas de cacao en polvo sin edulcorantes

½ cucharadita de extracto puro de vainilla

¼ de cucharadita de canela molida

1 cucharadita de aceite TCM

Unas 2 cucharadas de alulosa 1:1 o de edulcorante de fruta del monje 1:1

1. En una batidora, combina la leche de coco, el arroz de coliflor, el cacao en polvo, el extracto de vainilla, la canela, el aceite TCM y un tercio del edulcorante.
2. Bate hasta conseguir una textura suave; después prueba la mezcla y añade más edulcorante, según sea necesario.
3. Diluye el batido con agua hasta que puedas sorberlo a través de una pajita ¡y a disfrutarlo!

Magdalenas picantes de queso manchego

Esta receta es una variación de una de las más populares de mi primer libro de cocina: mis magdalenas de coliflor con queso. Un presentador de televisión dijo que le recordaban los bizcochos de una popular cadena de marisquerías... No prescindas del romero; realmente aporta algo significativo.

Receta para 12 magdalenas

3 vasos de arroz de coliflor

3 huevos enriquecidos con omega
 3 o procedentes de gallinas
 camperas o sustituto de huevo
 vegano

½ vaso de queso manchego rallado o
 levadura nutricional

¼ de vaso de harina de almendra

½ cucharadita de polvo para hornear
 que no contenga aluminio

1 cucharadita de condimento Old
 Bay*

1 cucharada de romero fresco picado

Un poquito de salsa picante
 (opcional)

1. Precalienta el horno a 190 °C. Pon un revestimiento de papel para magdalenas en cada uno de los espacios de un molde para magdalenas convencional.
2. En un tazón grande, combina el arroz de coliflor, los huevos y el queso.
3. En un tazón pequeño, mezcla la harina de almendra, el polvo de hornear y el condimento Old Bay.
4. Incorpora los ingredientes secos a la mezcla de coliflor junto con el romero y la salsa picante (si la usas); después reparte la masa entre los espacios del molde para magdalenas (en los que ya se encuentran los revestimientos de papel).

---

* N. del T.: El condimento Old Bay es una mezcla de dieciocho hierbas y especias, entre ellas mostaza, pimentón, semilla de apio, pimienta negra, pimienta roja y sal.

5. Hornea entre veinte y veinticinco minutos, hasta que la parte superior de las magdalenas no esté húmeda al tacto. Deja enfriar cinco minutos por lo menos antes de servir.

Panecillos y salsa cetogénicos

Esta versión saludable de un clásico de las cenas y desayunos estadounidenses es ideal para un desayuno tardío con los amigos o incluso para una cena en solitario. También puedes hacer los panecillos para cuando quieras tener uno para acompañar un almuerzo. Si te resulta imposible encontrar goma xantana, puedes hacer los panecillos sin ella; tendrán una textura más desmenuzable.

Receta para 12 panecillos

PARA LOS PANECILLOS:

2 vasos de harina de almendra

2 cucharaditas de polvo para hornear, que no contenga aluminio

½ cucharadita de goma xantana

1 cucharadita de alulosa 1:1 o de edulcorante de fruta del monje 1:1

1 cucharadita de sal marina yodada

2 huevos enriquecidos con omega 3 o sustituto de huevo vegano

4 cucharadas (½ barrita) de mantequilla o aceite de coco, derretidos y enfriados hasta que estén tibios

2 cucharadas de aceite TCM

¼ de vaso de yogur de leche de cabra o de coco sin edulcorantes

PARA LA SALSA:

¼ de vaso de aceite de oliva

1 cebolla escalonia (chalota) picada

450 g de champiñones cortados en cubitos (ver nota)

1 cucharadita de hojas de tomillo frescas

1 cucharada de salvia fresca picada

1 cucharada de condimento para
  aves
Sal marina yodada
1 lata (de 400 g) de crema de coco
  sin edulcorantes

1 cucharadita de mostaza de Dijon
1 cucharadita de aminoácidos de
  coco

Nota: Puedes usar champiñones *cremini*, botón blanco, *portobello*, trompeta o rebozuelos, o una combinación de todos ellos.

1. Haz los panecillos: precalienta el horno a 180 °C. Dispón una hoja de papel pergamino sobre una bandeja de horno.
2. En un tazón grande, combina la harina de almendra, el polvo para hornear, la goma xantana, el edulcorante y la sal.
3. En otro tazón, mezcla los huevos, la mantequilla derretida, el aceite TCM y el yogur.
4. Incorpora los ingredientes húmedos a los ingredientes secos y remueve hasta que se forme una masa cohesionada.
5. Usando una cuchara de helado, haz doce bolas con la masa y ve colocándolas directamente en la bandeja de horno preparada, dejando varios centímetros entre ellas. Con los dedos, da forma de panecillo a cada bola.
6. Hornea entre trece y dieciséis minutos, hasta que la masa esté dorada y firme en la parte superior. Deja enfriar los panecillos hasta que estén tibios antes de comerlos.
7. Mientras los panecillos se están haciendo en el horno, prepara la salsa: en una sartén grande, calienta el aceite de oliva a fuego medio-alto. Incorpora la chalota y los champiñones y saltea, removiendo ocasionalmente, hasta que los champiñones estén muy marrones y tiernos (de seis a ocho minutos).

8. Añade el tomillo, la salvia, el condimento para aves y una pizca de sal, y guisa, removiendo con frecuencia, entre dos y tres minutos, hasta que las hierbas desprendan olor.
9. Añade la crema de coco y reduce el fuego a intensidad baja. Cocina de tres a cinco minutos, hasta que la salsa esté espesa y cremosa. A continuación, incorpora la mostaza y los aminoácidos de coco y remueve.
10. Prueba la salsa y añádele sal según sea necesario antes de ponerla sobre los panecillos para servirlos.

Buñuelos de brócoli con salsa de aguacate

En esta receta se utiliza arroz de brócoli para hacer unos buñuelos deliciosamente salados. Puedes convertir el brócoli en «arroz» tú mismo o comprar arroz de brócoli congelado; hoy en día se puede encontrar en casi todos los supermercados. Estos buñuelos son muy apropiados como refrigerio o aperitivo, y la salsa es adictiva.

Receta para 4 buñuelos acompañados de salsa

PARA LOS BUÑUELOS:

4 vasos de ramilletes pequeños de brócoli o 2 ½ vasos de arroz de brócoli congelado

4 huevos grandes enriquecidos con omega 3, batidos

¾ de vaso de harina de almendra

2 cucharadas de linaza molida

½ vaso de queso manchego o *cheddar* de leche de cabra rallado

o ¼ de vaso de levadura nutricional (ver nota)

2 cucharaditas de cebolla en polvo

1 cucharadita de ajo en polvo

1 cucharadita de sal marina yodada

½ cucharadita de pimentón ahumado

½ cucharadita de pimienta negra molida

¼ de vaso de aceite de oliva o de coco

PARA LA SALSA:

2 aguacates maduros sin hueso

Jugo de 1 limón

¼ de vaso de perejil fresco,

  finamente picado antes de ponerlo

  en el vaso para medir la cantidad

¼ de vaso de eneldo fresco,

  finamente picado antes de medir la

  cantidad

1 cucharada de alcaparras picadas

2 cucharadas de aceite TCM

Un chorrito de aminoácidos de coco

Nota: Si utilizas levadura nutricional en lugar de queso, añade una cucharada de linaza molida.

1. Haz los buñuelos: precalienta el horno a 150 °C.
2. En un procesador de alimentos, tritura el brócoli hasta que tenga la consistencia del arroz. (Prescinde de este paso si estás usando arroz de brócoli ya hecho).
3. Traslada el arroz de brócoli a un tazón grande. Añade los huevos, la harina de almendra, la linaza, el queso y los condimentos, y remueve para mezclar.
4. Deja que la mezcla repose entre cinco y diez minutos.
5. Mientras tanto, haz la salsa: con un machacador de patatas o un procesador de alimentos, mezcla los aguacates y el jugo de limón hasta lograr una consistencia suave y cremosa. Incorpora el perejil, el eneldo, las alcaparras, el aceite TCM y los aminoácidos de coco, tapa y deja a un lado mientras cocinas los buñuelos.
6. Calienta la mitad del aceite en una sartén grande a fuego medio-alto.
7. Pon dos cucharadas colmadas de la mezcla de brócoli en la sartén y aplana este contenido con cuidado para dar forma a dos buñuelos o hamburguesas. No abarrotes la sartén; usarás la mitad de la mezcla, aproximadamente, para esta primera serie de buñuelos.

8. Cocina los buñuelos entre tres y cuatro minutos; después dales la vuelta con cuidado y cocínalos durante tres minutos más. Trasládalos a una bandeja para hornear y métela en el horno para que se conserven calientes mientras cocinas la masa restante.
9. Sirve los buñuelos inmediatamente, con la salsa para mojar.

Tortas de cangrejo cetogénicas

Para estas tortas de cangrejo me inspiré en la receta de torta de cangrejo de *The Plant Paradox Cookbook* [La paradoja vegetal - libro de cocina], a la que he dado un toque cetogénico. Asegúrate de darle tiempo a la mezcla para que se hidrate antes de darle forma y enfriarla, y prepárate para usar más harina de coco de la que pide la receta (esta harina absorbe el líquido de una manera un poco diferente). Me gusta servir estas tortas acompañadas de una guarnición de salsa de aguacate (página 221) o una ensalada verde ligeramente aderezada.

Receta para 2 raciones

340 g de carne de cangrejo en trozos o 340 g de palmitos (envasados en salmuera, sin azúcar), escurridos y finamente picados
2 tallos de apio cortados en dados
½ cebolla amarilla cortada en dados (reserva 1 cucharadita para la salsa)
2 dientes de ajo triturados
2 cucharaditas de condimento Old Bay*

1 cucharada de linaza molida
2 cucharadas de harina de coco, y más si es necesario
1 cucharada de aceite TCM
1 huevo enriquecido con omega 3 o de gallina campera, o sustituto de huevo vegano
¼ de vaso de harina de almendra, y más para cubrir
¼ de vaso de aceite de aguacate

---

* N. del T.: Ver nota en la página 218.

1. En un tazón grande, mezcla la carne de cangrejo o los palmitos, el apio, la cebolla, el ajo, el Old Bay y la linaza. Deja reposar cinco minutos; después saca cualquier líquido que se haya acumulado en el recipiente.

2. Añade la harina de coco, el aceite TCM y el huevo, y remueve para que todo quede bien integrado. Deja reposar diez minutos; después forma tortas con la mezcla. La masa debería mantenerse cohesionada fácilmente; si se disgrega, añade más harina de coco, cucharadita a cucharadita, hasta que se cohesione.

3. Forma ocho tortas del mismo tamaño con la mezcla de cangrejo o palmitos. Aplica suavemente harina de almendra en el exterior de cada torta; después ponlas en la nevera entre quince y veinte minutos.

4. Calienta el aceite de aguacate en una sartén grande a fuego medioalto. Cocina las tortas de cangrejo tres o cuatro minutos, hasta que la parte inferior esté dorada; después dales la vuelta con cuidado y cocínalas tres o cuatro minutos más por el otro lado.

5. Baja el fuego a intensidad baja y guisa de uno a dos minutos más, hasta que un cuchillo afilado insertado en el centro de una de las tortas salga caliente.

6. Sirve caliente.

Estofado de mariscos al curri verde de inspiración tailandesa

Antes, cuando consumía comida para llevar con más frecuencia, uno de mis platos favoritos era el curri de inspiración tailandesa. Me encantan los sabores complejos tanto del curri rojo como del curri verde, y en particular me encanta cómo sabe el curri verde con mariscos salvajes no de cultivo. El tahini le da a este guiso una textura realmente consistente, perfecta para una noche fresca.

Receta para 8 raciones

1 cucharada de aceite de sésamo

1 cebolla roja en rodajas finas

1 bulbo de hinojo en rodajas finas

1 cucharada de jengibre fresco
picado

4 dientes de ajo chafados o picados

2 cucharadas de pasta de curri verde
tailandés

1 cucharada de tahini

Unos 225 g de mejillones lavados y
desbarbados

2 latas (de 400 ml) de leche de coco
entera sin edulcorantes

½ vaso de caldo de champiñones, de
pollo o de verduras

170 g de camarones salvajes (no de
cultivo) pelados

Unos 225 g de vieiras (ostiones)
salvajes con concha, si puedes
conseguirlas (las vieiras congeladas
están bien)

1 ½ vasos de col rizada cortada en
rodajas finas

1 cucharada de salsa de pescado o
aminoácidos de coco

Un pequeño puñado de albahaca o
cilantro picados

Jugo de 1 lima

¼ de vaso de aceite TCM

1. Calienta el aceite de sésamo en una olla grande para sopa a fuego medio-alto. Incorpora la cebolla y el hinojo y sofríe hasta que estén tiernos y transparentes (de tres a cinco minutos). Añade el jengibre y el ajo y sofríe hasta que estén translúcidos y desprendan olor; después añade la pasta de curri y el tahini y remueve hasta que todo esté bien integrado. Guisa entre uno y dos minutos, hasta que la masa despida mucho olor.

2. Añade los mejillones, la leche de coco y el caldo. Tapa la olla y guisa de seis a diez minutos, hasta que los mejillones se hayan abierto.

3. Incorpora los camarones, las vieiras, la col rizada y la salsa de pescado. Tapa la olla y guisa entre cuatro y seis minutos más,

hasta que los camarones estén cocinados y las coles se hayan ablandado.

4. Destapa y guisa a fuego lento entre tres y cuatro minutos, hasta que la masa se haya espesado un poco. Retira del fuego y desecha los mejillones que no se hayan abierto.

5. Añade la albahaca y el jugo de lima. Rocía con el aceite TCM y sirve.

Fideos milagrosos con champiñones y queso de cabra

Esta es mi versión del popular plato de pasta que ha estado arrasando en TikTok y en blogs de alimentación recientemente. Al utilizarse champiñones asados en lugar de tomates, este plato tiene un toque carnoso de sabor umami que es perfecto al emplearse fideos *shirataki*. Es realmente apetitoso.

Receta para 4 raciones

Unos 30 g de champiñones marrones (cremini) en rodajas
½ vaso de aceite de oliva virgen extra
4 dientes de ajo picados
2 cucharadas de hojas de tomillo frescas
1 bloque (200 g) de queso feta (ver nota)

1 cucharadita de sal marina yodada
1 cucharadita de pimienta negra recién molida
2 bolsas de fideos *shirataki* de tu elección
¼ de vaso de albahaca fresca picada en trozos grandes, para servir

1. Precalienta el horno a 200 °C.

2. En una fuente para horno grande, mezcla los champiñones, un cuarto de vaso de aceite de oliva, el ajo y el tomillo. Haz espacio para el queso feta en el centro de los champiñones (no encima

de ellos) y rocía con el cuarto de vaso de aceite restante. Espolvorea sal y pimienta sobre los champiñones y el queso feta.

3. Hornea entre treinta y cinco y cuarenta minutos, hasta que los champiñones estén tiernos y tengan los bordes crujientes y el queso feta esté muy suave.

4. Mientras los champiñones se asan, lleva a ebullición una olla de agua con sal.

5. Enjuaga los fideos con agua corriente fría de dos a tres minutos; después mételos en la olla de agua hirviendo y deja que se cuezan entre dos y tres minutos. Escúrrelos y trasládalos a una sartén seca. Cocínalos a fuego medio-bajo, removiendo, para secarlos.

6. Tritura el queso feta con un tenedor y mézclalo con los champiñones removiendo. Añade un poco de agua caliente si es necesario para reblandecer (NO añadas agua fría si estás cocinando en un recipiente de vidrio, o podría romperse).

7. Combina la mezcla de champiñones y queso feta con los fideos *shirataki* y sirve cubierto con la albahaca.

Nota: Para que este plato sea vegano, prescinde del queso feta y asa los champiñones como se ha indicado. Mientras están en el horno, lleva a ebullición, a fuego lento, una lata (de 400 gramos) de crema de coco sin edulcorantes. Añade un cuarto de vaso de levadura nutricional y media cucharadita de mostaza en polvo. Combina la salsa con la mezcla de champiñones y los fideos antes de servir.

Repollo asado crujiente con pesto de limón y hierbas

No hace mucho, me topé con una receta de repollo asado en el sitio web Smitten Kitchen. Era compatible con mi plan alimentario, y me hizo ilusión probarla. Esta variación se ha convertido en uno de mis platos favoritos para las cenas. Las hierbas frescas equilibran bien el gusto salado del repollo asado (sabe salado porque se le añade sal), y lo mejor de todo, para mí, es que se puede usar cualquier hierba que se tenga en la nevera para hacer el pesto.

Receta para 4 raciones

1 repollo (de cualquier variedad), cortado en 8, 9 o 10 trozos

3 cucharadas de aceite de oliva virgen extra

1 cucharadita de sal marina yodada, y más al gusto

¼ de vaso de aceite TCM

La ralladura y el jugo de 1 limón

1 diente de ajo picado

2 cucharadas de queso parmesano o manchego rallado o de levadura nutricional

¼ de vaso de pistachos o nueces tostadas picados

3 cucharadas de perejil fresco picado

1 cucharada de albahaca o menta fresca picada

1. Precalienta el horno a 220 °C.
2. En una bandeja de horno, mezcla el repollo con dos cucharadas de aceite de oliva y la sal. Extiéndelo en una sola capa y hornea de ocho a diez minutos por lado, dando la vuelta al repollo una vez, hasta que esté totalmente tierno y los bordes estén crujientes y dorados.
3. Mientras se asa el repollo, en un tazón pequeño mezcla la cucharada de aceite de oliva que estaba pendiente de utilizar, el aceite TCM, la ralladura y el jugo de limón y el ajo, hasta que este último esté uniformemente repartido por el aceite.

4. Añade el queso, los frutos secos y las hierbas para hacer un «pesto» espeso, rústico, que se debe poder tomar con una cuchara, pero no se debe poder verter.

5. Saca el repollo del horno y aderézalo con el pesto, usando una cuchara, antes de servir.

Ensalada de queso de cabra con costra de pistacho

Hubo un tiempo en que estaba de moda servir las ensaladas con «picatostes» de queso de cabra por encima. ¿Y sabes qué?, estos «picatostes» han superado la prueba del tiempo. En esta variación, la ralladura de naranja resalta con el «rebozado» de pistacho que cubre el queso de cabra.

Receta para 4 raciones

1 barra (unos 115 g) de queso de
  cabra fresco
½ vaso de pistachos sin cáscara
¼ de vaso de harina de almendra
1 ½ cucharaditas de cáscara de
  psyllium en polvo
4 cucharadas de aceite de oliva
2 cucharadas de aceite TCM
Jugo de 1 limón

1 cucharadita de mostaza de Dijon
2 cucharadas de vinagre de vino tinto
Ralladura de 1 naranja
8 vasos de rúcula
1 bulbo de hinojo rallado
1 aguacate cortado en cubitos
¼ de vaso de semillas de granada
  (opcional, si el fruto es de
  temporada)

1. Corta la barra de queso de cabra en ocho rodajas del mismo tamaño. Déjalas a un lado.

2. En un procesador de alimentos o una batidora de alta velocidad, tritura los pistachos hasta que queden finamente picados

(puedes hacerlo con un cuchillo afilado, pero lleva mucho más tiempo).

3. Pon los pistachos en un bol pequeño, añade la harina de almendra y el *psyllium*, y bate para mezclar.

4. Cubre cada rodaja de queso con la mezcla de frutos secos. A continuación, pon las rodajas en la nevera durante veinte minutos por lo menos, o hasta toda la noche.

5. Mientras tanto, en un frasco con tapa hermética, pon dos cucharadas de aceite de oliva, el aceite TCM, el jugo de limón, la mostaza, el vinagre y la ralladura de naranja. Enrosca bien la tapa y agita para mezclar.

6. En un tazón grande, mezcla la rúcula, el hinojo y el aguacate. Añade el aderezo y remueve para que las verduras y el fruto queden bien cubiertos. Deja a un lado.

7. Calienta las dos cucharadas de aceite de oliva restantes en una sartén a fuego medio. Incorpora el queso de cabra rebozado y sofríe las rodajas entre uno y dos minutos por cada lado, hasta que el rebozado de frutos secos esté tostado y desprenda olor.

8. Pon el queso de cabra y las semillas de granada (si las usas) por encima de la ensalada. Sírvela.

Aderezos para ensalada con TCM

Añadir aceite TCM a los aderezos para ensaladas es una manera fácil de incrementar la producción de cetonas. En estas recetas fui más allá de la vinagreta clásica (que me encanta) para abordar dos opciones favoritas de los restaurantes: un aderezo de jengibre y sésamo y un aderezo picante clásico.

ADEREZO DE JENGIBRE Y SÉSAMO

Receta para 8 raciones

1 manojo pequeño de cebolletas

1 tallo de apio

1 trozo (5 cm) de jengibre fresco
  pelado

1 cucharada de miso

2 cucharadas de alulosa 1:1 o de
  edulcorante de fruta del monje 1:1

2 cucharadas de aceite de sésamo
  tostado o convencional

2 cucharadas de aceite TCM

¼ de vaso de vinagre de arroz

Aminoácidos de coco

1. Pon todos los ingredientes excepto los aminoácidos de coco en una batidora de alta velocidad o un procesador de alimentos y mezcla hasta obtener una textura suave y cremosa (esta operación puede requerir un par de minutos; depende de la batidora que uses). Si el aderezo es demasiado espeso, añádele un poco de agua para que quede más líquido.

2. Prueba el aderezo y añádele aminoácidos de coco para hacer que sea más salado, si es necesario.

3. Sirve el aderezo o métalo en un frasco. Puede aguantar una semana en la nevera.

ADEREZO DE COCO Y TCM

Receta para 8 raciones

1 lata (de 400 g) de crema de coco
  sin edulcorantes

2 cucharadas de cebolla escalonia
  (chalota) picada

1 diente de ajo picado

Jugo de ½ limón

2 cucharadas de aceite TCM

1 ½ cucharaditas de mostaza de Dijon

3 cucharadas de cebollino fresco picado

1 ½ cucharadas de perejil fresco picado

1 ½ cucharadas de albahaca fresca picada

1 cucharada de eneldo fresco picado

1 cucharadita de sal marina yodada

Pimienta negra recién molida

1. En un recipiente hondo, remueve la crema de coco, la chalota, el ajo, el jugo de limón, el aceite TCM y la mostaza hasta que todo quede bien mezclado. Añade el cebollino, el perejil, la albahaca y el eneldo. La mezcla debería quedar cremosa pero se debería poder verter. Si está demasiado espesa, añádele agua, cucharadita a cucharadita, para diluirla.
2. Añade la sal y sazona con pimienta.
3. Sirve el aderezo o mételo en un frasco. Puede aguantar una semana en la nevera.

Guiso de chucrut

Si no te cuentas entre las muchas personas a las que les encanta la acidez del chucrut, ¡este guiso te hará cambiar de opinión! Cremoso, caseoso y saciante, toma forma en poco tiempo y es absolutamente apetecible.

Receta para 6 raciones

¼ de vaso de aceite de oliva virgen extra

Unos 225 g de champiñones (los creminis, los rebozuelos o los portobellos son muy apropiados), cortados en dados

1 cebolla amarilla, cortada en cubitos

1 hoja de laurel

1 cucharadita de mostaza en polvo

½ cucharadita de pimentón

1 cucharadita de pimienta negra recién molida

¼ de cucharadita de nuez moscada rallada

Unos 900 g de chucrut escurrido

2 latas (de 400 g) de crema de coco sin edulcorantes

¼ de vaso de queso pecorino o parmesano rallado o de levadura nutricional

4 huevos enriquecidos con omega 3 o sustituto de huevo vegano

1 vaso de nueces picadas

1. Precalienta el horno a 190 °C. Engrasa ligeramente una fuente para gratinar o un molde para *brownie* de unos dos litros de capacidad.
2. Calienta el aceite de oliva en una olla grande a fuego medioalto. Incorpora los champiñones, la cebolla y el laurel, y guisa, removiendo con frecuencia, hasta que los champiñones estén tiernos y la cebolla esté transparente y olorosa (unos siete minutos).
3. Añade la mostaza en polvo, el pimentón, la pimienta, la nuez moscada y el chucrut, y guisa durante cinco minutos más. Retira del fuego. Quita la hoja de laurel y tírala.
4. Añade la crema de coco y el queso. Remueve para mezclar. A continuación, incorpora los huevos y remueve.
5. Traslada el contenido al recipiente preparado y hornea unos treinta y cinco minutos, o hasta que el gratinado se asiente y se mueva un poco.
6. Espolvorea las nueces y hornea hasta que estas estén tostadas y la parte superior del gratinado se dore (entre cinco y diez minutos más).
7. Sirve y disfruta.

Curri de coco con cordero o *quorn*

Me encanta el picante y la versatilidad de este saciante curri (en cuanto al picante, es correcto, nada exagerado). Para una versión vegana, sustituye el cordero por *quorn*.* Y no prescindas de tostar las especias: puede parecer una acción menor, pero hace que desprendan su olor y aporten su sabor.

Receta para 4 a 6 raciones

De 3 a 4 cucharaditas de aceite de aguacate

⅓ de cucharadita de semillas de mostaza

⅓ de cucharadita de semillas de comino

1 vaina de cardamomo verde

3 clavos de olor enteros

1 cebolla roja picada

3 dientes de ajo picados

450 g de cordero molido o ¹ bolsa de *quorn* desmenuzado

Unos 225 g de champiñones picados

½ cucharadita de cúrcuma molida

⅓ de cucharadita de canela molida

1 cucharadita de pimienta negra molida

2 vasos de leche de coco entera sin edulcorantes

2 vasos de espinacas *baby* u hojas de col rizada desmenuzadas

Sal marina yodada

1. Calienta una cucharadita de aceite de aguacate en una sartén grande de acero inoxidable a fuego lento. Incorpora las semillas de mostaza y las de comino y tuéstalas unos veinte segundos. Añade el cardamomo y los clavos de olor y tuesta todo ello, removiendo con frecuencia, durante un minuto. Retira del fuego. Muele las especias en un molinillo hasta que estén finamente molidas.

---

* N. del T: El *quorn* toma su nombre de la marca Quorn. Es un producto alimenticio de microproteína elaborado a partir de un determinado hongo.

2. Vierte el aceite restante en la sartén y añade la cebolla y el ajo. Sofríe, removiendo, a fuego medio hasta que la cebolla esté dorada (entre dos y cuatro minutos).

3. Incorpora el cordero y los champiñones y guisa entre siete y ocho minutos, hasta que los bordes del cordero estén dorados y crujientes. Añade la mezcla de especias que acabas de moler, la cúrcuma, la canela y la pimienta negra, y remueve.

4. Incorpora la leche de coco y las espinacas. Cocina entre quince y veinte minutos, hasta que los champiñones estén tiernos.

5. Prueba, sazona con sal y sirve.

Tabulé de corazones de cáñamo

Los corazones de cáñamo son deliciosos y están repletos de proteínas. Este plato crudo se basa en la clásica ensalada de Oriente Medio y tiene el mismo sabor picante, fresco y herbario, pero no contiene las lectinas que aportan los tomates y los pepinos, que están llenos de ellas. (¡Siempre hago una ración doble para asegurarme de que va a sobrar para otro momento!).

Receta para 6 raciones

1 vaso de corazones de cáñamo sin cáscara

1 cebolla roja cortada en cubitos

2 tallos de apio cortados en dados

1 vaso de menta fresca, picada antes de efectuar la medición

1 vaso de perejil fresco, picado antes de efectuar la medición

¼ de vaso de cebolletas o cebollines frescos, picados antes de efectuar la medición

Jugo de 1 limón

1 cucharadita de vinagre de vino tinto

1 diente de ajo picado

2 cucharadas de aceite TCM

2 cucharadas de aceite de oliva   Sal marina y pimienta negra recién
virgen extra   molida

1. En un tazón grande, mezcla los corazones de cáñamo, la cebolla, el apio, la menta, el perejil y las cebolletas. Déjalo a un lado.
2. En un tazón pequeño, mezcla el jugo de limón, el vinagre, el ajo,
   el aceite TCM y el aceite de oliva, procurando que el ajo quede
   bien repartido.
3. Vierte el aderezo sobre la mezcla de corazones de cáñamo y remueve para que las verduras queden bien impregnadas. Prueba
   y sazona con sal y pimienta según sea necesario.
4. Sirve inmediatamente o tapa y mantén en la nevera un día para
   dejar que los sabores se fusionen y conseguir un resultado realmente especial.

Chuletas de cerdo con hinojo y vino tinto reducido

Este plato simple y sabroso es un plato principal absolutamente fantástico para una
cena, y es lo bastante sencillo como para hacerlo cualquier noche de la semana. Si
prefieres no cocinar con vino, considera la posibilidad de usar caldo de carne de vacuno procedente de animales criados en pastos o caldo de champiñones y el jugo de
un limón como una opción un poco diferente pero igualmente deliciosa.

Receta para 4 raciones

4 chuletas de cerdo con hueso de   ½ cucharadita de sal marina yodada;
animales criados en pastos   más si es necesario
4 a 6 cabezas de champiñones   4 cucharadas de aceite de oliva
portobello   1 bulbo de hinojo en rodajas finas
                                          3 dientes de ajo picados

2 cucharadas de perejil (de hoja plana
preferiblemente) fresco picado

Ralladura de 1 naranja

½ cucharadita de semillas de hinojo

1 vaso de vino tinto seco

1. Sazona ambos lados de las chuletas de cerdo con la sal y déjalas a un lado. (Prescinde de este paso si estás usando portobellos).

2. Calienta dos cucharadas de aceite de oliva en una sartén grande a fuego medio-alto. Seca las chuletas de cerdo aplicándoles toallitas de papel, sin frotar. A continuación ponlas en la sartén y sofríelas hasta que los dos lados estén dorados (cada uno de los dos lados estará entre dos y tres minutos en contacto con el aceite). Retira las chuletas del fuego y déjalas a un lado. (Si usas portobellos, dóralos hasta que ambos lados estén crujientes; sofríe también entre dos y tres minutos cada lado).

3. Añade las dos cucharadas restantes de aceite de oliva a la sartén. A continuación incorpora el hinojo rebanado y guísalo entre dos y tres minutos, hasta que comience a reblandecerse.

4. Incorpora el ajo, el perejil, la ralladura de naranja y las semillas de hinojo, y guisa entre dos y tres minutos, hasta que el hinojo esté tierno y la mezcla desprenda mucho olor.

5. Vuelve a poner las chuletas de cerdo (o los champiñones) en la sartén, añade tres cuartos de vaso de vino y reduce el fuego a intensidad baja. Cocina a fuego lento, girando las chuletas de vez en cuando para asegurar una cocción uniforme y que el vino tinto las recubra, hasta que este se haya evaporado casi por completo y la parte más gruesa de las chuletas haya alcanzado los 60 °C (o hasta que los champiñones estén tiernos). Retira las chuletas de cerdo (o los champiñones) de la sartén y déjalas a un lado.

6. Añade el cuarto de vaso de vino tinto restante y deja que se reduzca, hasta que quede almibarado.

7. Vierte la mezcla de vino e hinojo sobre las chuletas o los champiñones y sirve inmediatamente.

Pan plano cetogénico inspirado en el *naan* de ajo

Esta receta de pan plano está inspirada en dos alimentos: el pan *naan* de ajo y las masas cetogénicas gordas. La *mozzarella* le da al pan la textura elástica, un poco parecida a la del chicle, que hace que sea tan delicioso. En el caso de la versión vegana, ten en cuenta que la masa será un poco difícil de manejar, pero no te preocupes: el producto terminado será absolutamente delicioso.

Receta para 8 panes planos

2 ½ vasos de queso *mozzarella* rallado (ver nota)

½ vaso de queso manchego rallado

¼ de vaso de leche de coco entera sin edulcorantes

1 ½ vasos de harina de almendra

1 cucharada de polvo de hornear que no contenga aluminio

2 huevos enriquecidos con omega 3 grandes, a temperatura ambiente

2 cucharadas de aceite de oliva virgen extra

2 dientes de ajo picados

Nota: Asegúrate de que la *mozzarella* que utilices sea de Italia o se haya hecho con leche de búfala o leche de vaca que contenga la betacaseína A2. Una opción incluso mejor es que utilices *mozzarella* de leche de cabra, que actualmente se vende en todas partes.

1. Precalienta el horno a 180 °C. Dispón papel pergamino o una estera para hornear de silicona sobre una bandeja de horno grande.

2. Mezcla la *mozzarella*, el queso manchego y la leche de coco en un cazo, y calienta este contenido a fuego lento, batiendo continuamente, unos cinco minutos, hasta que los quesos se hayan derretido y la mezcla presente un aspecto homogéneo. Traslada el contenido a un tazón grande y deja que se enfríe durante dos o tres minutos.

3. Añade la harina de almendra, el polvo de hornear y los huevos a la mezcla de quesos y remueve hasta obtener una masa suave y homogénea.

4. Divide la masa en ocho partes y forma bolas. Aplana las bolas en forma de círculo y colócalas en la bandeja de horno preparada.

5. Hornea los panes planos entre dieciséis y dieciocho minutos. Mientras tanto, mezcla el aceite de oliva con el ajo.

6. Cuando los panes planos se hayan hinchado y estén casi dorados, cepíllalos con la mezcla de aceite de oliva y hornéalos dos minutos más.

7. Saca los panes del horno y deja que se enfríen entre ocho y diez minutos antes de servirlos.

VARIACIÓN VEGANA

2 vasos de *mozzarella* vegana rallada (como la de Kite Hill)

¼ de vaso de leche de coco entera sin edulcorantes

1 ½ vasos de harina de almendra

2 cucharadas de cáscara de *psyllium* en polvo

1 ½ cucharaditas de goma xantana

1 cucharadita de polvo para hornear que no contenga aluminio

¼ de vaso de yogur de coco sin edulcorantes

2 cucharadas de aceite de oliva virgen extra

2 dientes de ajo picados

1. Precalienta el horno a 180 ºC. Dispón papel pergamino o una estera para hornear de silicona sobre una bandeja de horno grande.

2. Mezcla el queso vegano y la leche de coco en un cazo y calienta este contenido a fuego lento, batiendo continuamente, unos cinco minutos, hasta que el queso se haya derretido y la mezcla presente un aspecto homogéneo. Traslada el contenido a un tazón grande y deja que se enfríe durante dos o tres minutos.

3. En un recipiente aparte, mezcla la harina de almendra, el *psyllium*, la goma xantana y el polvo de hornear. Añade el yogur y remueve con la idea de obtener una textura homogénea (no lo conseguirás del todo, pero haz lo que puedas).

4. Incorpora la mezcla de queso y mezcla hasta obtener una masa suave y homogénea.

5. Divide la masa en ocho partes y forma bolas. Aplana las bolas en forma de círculo y colócalas en la bandeja de horno preparada.

6. Mientras los panes planos se están cociendo en el horno, mezcla el aceite de oliva con el ajo.

7. Cuando los panes planos se hayan hinchado y estén casi dorados, cepíllalos con la mezcla de aceite de oliva y hornéalos dos minutos más.

8. Saca los panes del horno y deja que se enfríen entre ocho y diez minutos antes de servirlos.

Helado de coco y maracuyá

Esta deliciosa golosina congelada sin lácteos es perfecta para esas noches en las que solo *necesitas* algo dulce al final de un largo día. Como no contiene azúcar, este «helado» queda un poco duro cuando se congela; por lo tanto, asegúrate de dejarlo un tiempo a temperatura ambiente antes de comerlo o disfrútalo directamente de la máquina de helados para gozar de la mejor textura posible.

Receta para 8 raciones

1 lata (de 400 ml) de leche de coco entera sin edulcorantes

2 cucharadas de mantequilla de nuez de macadamia o tahini

½ vaso de alulosa 1:1 o de edulcorante de fruta del monje 1:1

¼ de cucharadita de sal marina yodada, y más según sea necesario

¼ de cucharadita de goma xantana

1 lata (de 400 ml) de crema de coco sin edulcorantes, en la nevera durante la noche

¼ de vaso de coco rallado sin edulcorantes, tostado (opcional)

1 cucharada de extracto puro de vainilla

1 cucharada de ron envejecido en barril

1 vaso de puré de maracuyá con semillas (de unos 6 maracuyás maduros; ver nota)

Nota: Si no puedes encontrar maracuyá fresco, utiliza puré de maracuyá sin edulcorantes congelado.

1. Coloca un cuenco de metal en la nevera o el congelador. Si utilizas una máquina de hacer helados, asegúrate de que el núcleo esté completamente congelado. Pon la leche de coco, la mantequilla de nuez de macadamia y el edulcorante en una batidora de alta velocidad y mezcla hasta conseguir una textura homogénea.

2. Traslada este contenido a una cacerola y caliéntalo a fuego lento hasta que hierva muy ligeramente. Mientras bates continuamente, añade la sal y la goma xantana y no pares hasta que todo esté bien mezclado y todos los componentes estén bien disueltos. Si quedan grumos, mete el contenido en la batidora otra vez y mezcla hasta conseguir una textura homogénea.

3. Tapa y deja enfriar por completo. La mezcla se espesará hasta que la consistencia sea gelatinosa. No te preocupes; tu helado NO tendrá este aspecto.

4. Abre la lata de crema de coco fría y deshazte del contenido acuoso que contenga. Vierte la crema espesa de coco, blanca, en el tazón enfriado y bátela hasta que se formen picos suaves.

5. Incorpora con delicadeza el coco rallado, la vainilla, el ron, una pequeña pizca de sal y la mezcla de mantequilla de nuez de macadamia y leche de coco enfriada.

6. **Si utilizas una máquina de hacer helados:** traslada la mezcla a la máquina y congélala según las instrucciones del fabricante; debería requerir unos quince minutos. Cuando el helado esté casi listo, añade el maracuyá y deja que la paleta lo incorpore. Sírvelo inmediatamente si quieres que tenga una consistencia suave o trasládalo a un recipiente hermético y congélalo durante veinte minutos o hasta que se pueda sacar con una cuchara de helado.

7. **Para congelarlo sin una máquina de hacer helados:** traslada la mezcla a un recipiente apto para congelador e incorpora el maracuyá para crear franjas. Pon la mezcla en el congelador durante cuatro horas por lo menos, removiendo cada veinte minutos aproximadamente, hasta que se congele. Deja reposar el helado a temperatura ambiente durante doce minutos antes de servirlo.

Brownies con TCM y nueces especiadas

Sé que es muy tentador comer *brownies* recién salidos del horno, pero estos son bastante delicados hasta que se enfrían, por lo que tendrás que resistir la tentación. Se puede prescindir tranquilamente de las nueces especiadas, pero hacen que estos *brownies* estén especialmente deliciosos.

Receta para 16 brownies

PARA LAS NUECES ESPECIADAS:

½ vaso de nueces picadas

1 cucharada de clara de huevo enriquecido con omega 3 o líquido de alubias cocidas a presión (*aquafaba*)

2 cucharadas de alulosa 1:1 o de edulcorante de fruta del monje 1:1

½ cucharadita de canela molida

½ cucharadita de sal marina yodada

¼ de cucharadita de pimienta negra recién molida

PARA LOS *BROWNIES*:

1 vaso de harina de almendra

¼ de vaso más 2 cucharadas de cacao en polvo natural sin edulcorantes (no holandés)

1 cucharadita de polvo de hornear que no contenga aluminio

½ cucharadita de sal marina yodada

⅓ de vaso de aceite de coco líquido o mantequilla de cabra derretida

3 cucharadas de aceite TCM

⅔ de vaso de alulosa 1:1 o de edulcorante de fruta del monje 1:1

2 huevos enriquecidos con omega 3 o sustituto de huevo vegano

1 cucharadita de extracto puro de vainilla

1. Prepara las nueces especiadas: precalienta el horno a 180 °C. Dispón papel pergamino o una estera para hornear de silicona sobre una bandeja de horno.

2. En un tazón grande, mezcla las nueces, la clara de huevo, el edulcorante, la canela, la sal y la pimienta, y remueve hasta que las nueces estén cubiertas uniformemente con la mezcla de especias.

3. Extiende las nueces de manera uniforme sobre la bandeja de horno preparada y hornea, removiendo ocasionalmente, hasta que desprendan olor, sin que lleguen a quemarse (entre diez y quince minutos). Sácalas del horno (pero no lo apagues) y deja que se enfríen.

4. Haz los *brownies*: dispón una hoja de papel pergamino sobre una fuente de horno cuadrada de 20 centímetros.

5. En un tazón grande, mezcla la harina de almendra, el cacao en polvo, el polvo de hornear y la sal. Déjalo a un lado.

6. En un cazo, mezcla el aceite de coco, el aceite TCM y el edulcorante. Cocina a fuego lento, removiendo continuamente, hasta que el edulcorante se haya integrado en el aceite y la mezcla ya no esté granulosa. Sácala del fuego.

7. Vierte la mezcla de aceite en los ingredientes secos y remueve. Deja reposar la mezcla hasta que esté solo tibia (es decir, hasta que ya no queme).

8. Incorpora los huevos uno por uno, mezclando cada vez; después añade la vainilla y las nueces especiadas.

9. Traslada el contenido a la fuente de horno preparada y hornea entre veinte y veinticinco minutos, hasta que la parte central esté firme y comience a agrietarse y un palillo insertado en el centro salga limpio.

10. Deja que la masa se enfríe por completo antes de rebanar y servir.

Mug cake de especias y canela*

Los *mug cakes* para microondas que presenté en mis libros anteriores no tardaron en convertirse en alimentos favoritos para los lectores, por lo que ideé otra modalidad que hiciese las delicias de muchas personas: el bizcocho de canela y especias. Este sabroso bizcocho combina los sabores de un bizcocho de café clásico con un pegajoso glaseado inspirado en los rollos de canela. ¡Te reto a que *no* intentes hacerlo!

Receta para 1 mug cake

PARA EL BIZCOCHO:

1 cucharada de aceite TCM

1 huevo enriquecido con omega 3 grande o sustituto de huevo vegano

½ cucharadita de extracto puro de vainilla

3 cucharadas de harina de almendra

1 cucharada de alulosa 1:1 o de edulcorante de fruta del monje 1:1

½ cucharadita de polvo de hornear que no contenga aluminio

¼ de cucharadita de canela molida

¼ de cucharadita de jengibre molido

⅛ de cucharadita de clavo molido

⅛ de cucharadita de sal marina yodada

PARA EL GLASEADO:

1 ½ cucharadas de tahini

½ cucharadita de aceite TCM (natural o con sabor a vainilla)

1 cucharadita de Swerve en polvo o de alulosa 1:1 o de edulcorante

de fruta del monje 1:1, y más si es necesario

¼ de cucharadita de canela molida, y más si es necesario

---

* N. del T.: Un *mug cake* es un bizcocho que se prepara en el microondas, dentro de una taza de desayuno apta para este aparato.

1. Haz el bizcocho: en una taza apta para microondas, mezcla bien el aceite TCM, el huevo, la vainilla, la harina de almendra, el edulcorante, el polvo de hornear, la canela, el jengibre, el clavo de olor y la sal para formar una masa suave. Raspa con cuidado los lados y el fondo de la taza para asegurarte de que toda la harina se integre bien.
2. Haz el glaseado: mezcla el tahini, el aceite TCM, el edulcorante y la canela en un tazón pequeño hasta obtener un resultado homogéneo. Evalúa el sabor y añade más endulzante o canela, a tu gusto.
3. Calienta la masa del bizcocho en el microondas entre ochenta y noventa segundos, observando cuidadosamente para asegurarte de que suba pero no se queme.
4. Pon el glaseado por encima y disfruta.

Helado suave de arándanos

Tiempo atrás, cuando estaba tratando de perder peso, casi cada noche me permití disfrutar de un postre casero «helado» hecho de arándanos silvestres congelados, leche vegetal fría y unas tres cucharadas de proteína en polvo. Esta receta mejora aquella; aprovecha el poder de los TCM contenidos en la leche de cabra y oveja para obtener un delicioso postre helado.

Receta para 1 o 2 raciones

1 cacito* (unas 3 cucharadas) de proteína de cáñamo en polvo sin edulcorantes

½ vaso de yogur de cabra, oveja, coco o de la marca Lavva

---

* Ver nota en la página 200.

½ vaso de leche de coco natural o con vainilla sin edulcorantes, o leche de la marca Lavva, o leche de coco y almendra sin edulcorantes; fría en todos los casos

½ vaso a 1 vaso de arándanos silvestres ecológicos congelados

Alulosa o el endulzante Just Like Sugar

Pon la proteína en polvo, el yogur, la leche y los arándanos en una batidora y mezcla hasta obtener la consistencia de un yogur helado suave (o mezcla todo en un bol). Prueba y añade endulzante a tu gusto. Disfrútalo de inmediato.

SUPLEMENTOS

S i bien la mejor forma de fomentar el desacoplamiento mitocondrial es mediante la ingesta de los alimentos ricos en polifenoles, con poliaminas y fermentados que vimos en el capítulo
nueve, puede resultarte útil añadir algunos suplementos a tu arse-
nal mientras trabajas con el código keto. Solo ten en cuenta que
aunque la suplementación puede ser útil, no es necesaria, y que si
eliges incorporar algunos suplementos a tu alimentación, conviene
que te asegures de buscar productos de alta calidad, que gocen de
buena reputación y que contengan ingredientes conocidos.

TUS SUPLEMENTOS DEL PROGRAMA CÓDIGO KETO

Vitamina D_3

La mayoría de los pacientes que me visitan presentan déficit
de vitamina D (como la mayoría de los estadounidenses, de hecho).
Y todos mis pacientes con enfermedades autoinmunes y que son
metabólicamente inflexibles tienen bajos los niveles esta vitamina.
El déficit de vitamina D se correlaciona fuertemente con el síndrome metabólico y con la propensión a sufrir infecciones, incluida la
enfermedad por coronavirus (COVID 19).[1] Esta es la razón por la

que recomiendo que todas las personas apunten a tener un nivel de vitamina D que se sitúe entre los 100 y los 150 ng/ml. La exposición regular a la luz solar es una forma fácil y gratuita de hacer que el cuerpo produzca más vitamina D, y también puedes disfrutar de alimentos como las setas, que contienen este nutriente en abundancia. Desafortunadamente, con ambos recursos no llegarás a tener los niveles que necesitas.

Para complementar tu ingesta de vitamina D, te recomiendo que tomes como mínimo 5000 UI (125 mcg) de vitamina D_3. A los pacientes que atiendo que tienen la permeabilidad intestinal aumentada les indico que comiencen por tomar 10.000 UI (250 mcg).[2] Incluso con una dosis tan alta, no he visto nunca que la vitamina D sea tóxica, ni siquiera cuando los niveles en sangre son superiores a los 200 ng/ml.

Dado que la vitamina D hace que las mitocondrias desacoplen, deberías incorporarla a tu alimentación diaria, sin duda. Y sus efectos beneficiosos son incluso superiores cuando se la combina con la vitamina K_2.

Vitamina K_2

Esta vitamina no solo ayuda al cuerpo a aprovechar al máximo el calcio sino que también es un cofactor esencial en el funcionamiento de las mitocondrias. Y, por supuesto, es desacopladora en sí misma. Esta vitamina está ausente, en gran medida, en la alimentación de tipo occidental moderna. Puedes encontrarla en productos derivados de la leche de animales alimentados con pasto, como quesos y mantequillas, pero es fácil que obtengas los niveles que necesitas tomando un suplemento de K_2. Una dosis diaria de 100 mcg de las variedades MK4 y MK7 debería ser suficiente, pero no dudes en tomar dosis mayores si lo deseas.

Omega 3 de cadena larga

La mayoría de las personas presentan un gran déficit de ácidos grasos omega 3 como el ácido eicosapentaenoico (EPA) y, lo que es aún más importante, los ácidos docosahexaenoico (DHA) y docosapentaenoico (DPA). Dado que el cerebro humano está compuesto por grasa en un sesenta por ciento, la mitad de la cual es DHA, el hecho de que estos nutrientes sean insuficientes es un problema grave. Hay estudios que muestran que las personas con los niveles más altos de grasas omega 3 en la sangre tienen un cerebro más grande y una memoria y una función cognitiva mejores que las que presentan los niveles más bajos. La razón de ello es que estas grasas vitales hacen que las mitocondrias de las neuronas de estas personas desacoplen.

También es importante obtener ácido araquidónico (AA). Muchas personas dicen que esta grasa omega 3 de cadena larga es una «grasa mala». Te aseguro que esta reputación es bastante infundada. El AA también constituye una parte significativa de la grasa del cerebro y actúa como un desacoplador. Las yemas de huevo y los mariscos son magníficas fuentes de esta grasa en particular.

Te recomiendo tomar, como suplemento, un aceite de pescado destilado molecularmente. Marcas como Nature's Bounty, OmegaVia y Carlson tienen este tipo de suplemento. Para los veganos, también hay buenas cápsulas de DHA, EPA y DPA procedentes de algas.

Ya sea que elijas un suplemento a base de pescado o de algas, proponte tomar 1.000 miligramos de DHA diarios por lo menos, y si quieres, añade otros 1.000 miligramos de EPA. Y como he mencionado anteriormente, los suplementos de ácido araquidónico se han relacionado con una mejor cognición en hombres mayores, por lo que también te aconsejaría que te plantearas tomar una dosis de 250 miligramos de AA cada día.

Sales de cetonas

Las cetonas ya hechas son una excelente manera de ayudar a incrementar los niveles de cetonas, especialmente al principio del programa, cuando es posible que la producción de cetonas por parte del cuerpo aún no sea suficiente. Las cetonas se pueden tomar como suplemento en forma de sales o ésteres, pero no recomiendo los ésteres porque, francamente, tienen un sabor horrible y son bastante caros. Las sales de cetonas, sin embargo, son fáciles de encontrar como polvos y cápsulas. Podrías tomar unos 10.000 miligramos de sales de cetonas mixtas (BHB) por la mañana al empezar el programa Código Keto. Considera que es una forma de poner en marcha la producción de cetonas; los niveles de las que circulan por el organismo aumentan hasta que el cuerpo está en posición de empezar a producirlas por sí mismo.

Coenzima Q10 (CoQ10), ubiquinol o pirroloquinolina quinona (PQQ)

Estas son formas de tomar como suplemento una coenzima que es importante para la generación de energía; datos obtenidos recientemente muestran que la CoQ10 también es un factor esencial en la activación de múltiples proteínas que intervienen en el desacoplamiento mitocondrial. En general, de 100 a 300 miligramos de CoQ10, 100 miligramos de ubiquinol o 20 miligramos de PQQ constituyen una buena dosis que fomentará con fuerza el desacoplamiento mitocondrial.[3] Si estás tomando algún tipo de estatina, es probable que tu cuerpo albergue una cantidad muy baja de esta coenzima. Pídele a tu médico que lo mida en tu análisis de sangre; si tus niveles son bajos, es posible que debas aumentar la dosis del suplemento a 300 miligramos.

Protectores hepáticos

Un gran porcentaje de los pacientes que vienen a verme por primera vez padecen esteatohepatitis no alcohólica o la enfermedad del hígado graso no alcohólica. Este problema suele ser causado por una combinación de varios factores: unas mitocondrias sobrecargadas, un consumo elevado de fructosa o azúcar y una permeabilidad intestinal aumentada. Si el nivel de tus enzimas hepáticas es elevado o una ecografía abdominal ha revelado que tienes el hígado graso, se está librando una guerra en las células de tu hígado, y las principales víctimas son tus mitocondrias. Para combatir este problema, recomiendo el polifenol derivado del cardo mariano y un componente de la piel de la naranja llamado D-limoneno; en el caso de ambos, la dosis que recomiendo es de unos 1.000 miligramos al día. Son notablemente efectivos como mitigadores de la inflamación hepática al inducir el desacoplamiento mitocondrial. Otros desacopladores para las mitocondrias hepáticas son el extracto de alcachofa y el extracto de diente de león.

Berberina y quercetina

La berberina, un compuesto que se encuentra en el arrayán y en la raíz de uva de Oregón (y que no debe confundirse con el extracto de semilla de uva, otro gran polifenol desacoplador mitocondrial), y la quercetina, que se encuentra en alimentos como la cebolla, la manzana y la parte blanca de la cáscara de los cítricos, impulsan en gran medida la reparación mitocondrial y la mitogénesis. La dosis recomendada para ambas es de 500 miligramos dos veces al día. (Por cierto, si padeces alergias, tienes que saber que la quercetina es uno de los mejores antihistamínicos naturales no sedantes que existen. ¡Deberías probar a tomarla!).

Polifenoles

¿Por dónde empezar? Recomiendo el extracto de semilla de uva, el extracto de corteza de pino marítimo (o Pycnogenol, un nombre de marca con el que se comercializa) y el resveratrol (el polifenol que se encuentra en el vino tinto). Puedes encontrar estos suplementos en tiendas como Costco, Trader Joe's y Whole Foods, y en muchos sitios de Internet. Recomiendo tomar a diario 100 miligramos de extracto de semilla de uva, 100 miligramos de resveratrol y entre 25 y 100 miligramos de extracto de corteza de pino.

En mi opinión, el mejor producto de resveratrol que hay en el mercado es el Longevinex, que yo mismo he tomado durante quince años por lo menos. No tengo ninguna relación con la empresa, pero estoy impresionado por las investigaciones llevadas a cabo por su propietario, Bill Sardi. Como recordarás, el resveratrol, así como otras pequeñas moléculas presentes en el vino tinto como la quercetina, activan genes sirtuinas como el SIRT1, que ralentizan el proceso de envejecimiento de las células al impulsar el desacoplamiento mitocondrial.

Otras magníficas fuentes adicionales de polifenoles son el extracto de té verde, el cacao en polvo, la canela, la mora y la granada.

Otros suplementos que debes considerar

Existen muchos suplementos, muchos de los cuales prometen una buena salud y una larga vida. Sin embargo, no todos ellos fomentan el desacoplamiento mitocondrial. Recomiendo los suplementos desacopladores que siguen en el contexto del programa Código Keto; yo mismo tomo todos ellos.

81 miligramos de aspirina con recubrimiento entérico.
Aceite de orégano.
Aceite de semilla de arándano.

Aceite de semilla de comino negro.

Aceite de semilla de granada.

Ácido butírico (tal como se encuentra en el producto Bio-Complete 3 de Gundry MD).

Ácido R-alfalipoico.

Active Advantage de Gundry MD (CoQ10, mezcla de D-tocoferoles y tocotrienoles [vitamina E] y astaxantina).

Advanced Basil Formula ('fórmula albahaca avanzada') de Gundry MD.

Advanced Circulation Formula de Gundry MD (L-citrulina, raíz de remolacha en polvo, bayas de espino, hierba de cabra en celo [¿te estás riendo?; no me extraña], granada, ginseng coreano, cayena).

Agmatina.

Alfa-GPC.

Alfacaroteno.

Alga parda.

Alitiamina (una forma de vitamina B_1).

Amla (contenido en el producto Active Heart de Gundry MD).

Apigenina.

Ashwagandha.

Aspartato de potasio y magnesio.

Benfotiamina (una forma de vitamina B_1).

Camu-camu.

Cápsulas de *akkermansia* de Pendulum Health.

Cápsulas de perejil.

Cápsulas de semilla de apio.

Carbono 60 (de MyVitalC).

Cardamomo.

Citrus Polyphenols ('polifenoles de cítricos') de Gundry MD.

Clavo de olor.

Complejo de luteolina con rutina.

Complejo de proteína de seda.

Complete Liver Support ('apoyo completo al hígado') de Gundry MD (cardo mariano, L-limoneno, extracto de raíz de diente de león).

Crema para café o té con TCM de Gundry MD o de otra marca

Energy Renew ('renovación de energía') de Gundry MD (D-ribosa, N-acetil-carnitina, mezcla antioxidante BettaBerries).

Espermidina.

Extracto de ajo envejecido.

Extracto de alcachofa.

Extracto de azafrán.

Extracto de cereza (fruta) del café.

Extracto de hoja de salvia.

Extracto de lúpulo (incluido en el producto Peak Mobility Plus de Gundry MD).

Extracto de mora.

Extracto de romero.

Fatty 15 (C15).

Fenogreco y tomillo.

Fisetina.

Frambuesa negra.

Fucoidan.

Gingko biloba.

Ginseng.

Glucomanano (una fibra prebiótica).

Heart Defense ('defensa del corazón') de Gundry MD (cacao, linaza, extracto de cereza del café, inulina).

Herbal Mood Support ('apoyo del estado de ánimo a base de hierbas') de Gundry MD (L-teanina, bacopa, *rhodiola*).

Hongos: *coriolus* (cola de pavo), melena de león, *chaga*, *reishi*.

L-glutatión.

Lignanos 7-HMR (obtenidos de la pícea noruega).

Lignanos de semilla de sésamo.

Litio en dosis bajas.

Luteína.

M-Vitality de Gundry MD (mezcla de hongos).

MCT Wellness ('bienestar TCM') de Gundry MD.

Melatonina.

Metabolic Advanced ('metabólico avanzado') de Gundry MD (corteza de canela, berberina, cúrcuma, cromo, selenio, zinc).

Mito X de Gundry MD (NAC, *yiaogulan*, *shilajit*, L-glutatión, *pau d'arco*, PQQ, NADH).

Mitopure (urolitina A).

Moringa.

N-A-C Sustain de Harrow Formulas (puede ser difícil encontrarlas temporalmente, debido a la FDA).

Naringina.

Nuez moscada.

Omega 7 (aceite de espino amarillo).

Peak Mobility Plus ('máxima movilidad plus') de Gundry MD (extracto de lúpulo, *boswellia* [incienso indio]).

PQQ.

Pterostilbeno.

Quercetina.

Red Superfruit Polyphenols ('polifenoles de superfrutas rojas') de Gundry MD.

Relora (extracto de corteza de magnolia y *Phellodendron amurense*).

Retinol-A (una forma de la vitamina A).

SGS activado con mirosinasa (extracto de semilla de brócoli)

Triphala.

AGRADECIMIENTOS

C omo ocurrió con el libro que le precede, se supone que este tampoco tendría que existir. Pero cuando supe que las cetonas no actúan como un supercombustible sino como superagentes señalizadores que les indican a las mitocondrias que desacoplen, lo cual descubrí mientras escribía *The Energy Paradox*, supe que tenía que escribir este libro y ponerlo en tus manos tan pronto como fuera posible. Al principio recibí algo de ayuda por parte de mi antigua colaboradora Olivia Buehl; después continué a partir de ahí. Pero para comunicar lo importante que es el desacoplamiento mitocondrial al lector laico (¡un concepto realmente difícil!) fue necesaria la pericia de Kayt Sukel, una orfebre extraordinaria, quien hizo una labor de artesanía con mi verborrea para convertirla en las páginas fáciles de entender que acabas de leer. Gracias a las dos.

Una vez más, el hecho de trabajar con Kathryn «Kate» Holzhauer, mi jefa de cocina en Gundry MD, fue importante para las recetas. En esta ocasión hemos dado con algunas formas divertidas de conseguir que tu cuerpo albergue más amigos intestinales e incorpore más alimentos desacopladores. ¿Quién habría dicho que el desacoplamiento pudiese tener un sabor tan delicioso? Tanto las papilas gustativas como la microbiota y las mitocondrias salen ganando. ¡Gracias de nuevo, Kate!

El equipo de Harper Wave no para nunca, y acogió esta obra durante la pandemia de COVID-19. Por supuesto, gracias de nuevo a mi editora, Karen Rinaldi; al vicepresidente de *marketing*, Brian Perrin; a la directora de publicidad, Yelena Nesbit; al director de arte Milan Bozic, que ha diseñado todas las portadas de mis libros Paradox; a la consejera editorial Emma Kupor y, por supuesto, a la vicepresidenta y directora editorial Julie Will, que tomó las riendas de lo que fueron mis siete *best sellers*. Es maravilloso contar con el apoyo, en sentido amplio, de este gran equipo, y esta vez lo ha sido aún más, desde el momento en que decidimos, como grupo, que este libro no podía ser uno más de la serie *Paradox*, ya que su contenido tenía que presentarse de otra manera.

El equipo del International Heart and Lung Institute ('instituto internacional del corazón y los pulmones') y el Center for Restorative Medicine ('centro de medicina restaurativa') de Palm Springs y Santa Bárbara (California) no dejó de hacer una gran labor mientras la COVID-19 aún seguía llamando a nuestras puertas. Dirigido por mi asistente ejecutiva de hace mucho tiempo, Susan Lokken, y mi viejo colega y actual asistente médico Mitsu Killian-Jacobo, nuestro equipo —compuesto por Tanya Marta, Cindy Crosby, Melissa Perko (mi hija), Jessenia Parra, Nellie Melero y Natalie García— hizo que las puertas permaneciesen abiertas, seguras y acogedoras todo este tiempo. Gracias de nuevo, desde el fondo de mi corazón y, estoy seguro, desde el fondo del corazón de nuestros pacientes. Mando también un agradecimiento a Laurie Acuna, Lynn Visk y Samantha Acuna, las encargadas de las extracciones de sangre, gracias a las cuales los análisis de sangre no dejaron de fluir, a pesar de los riesgos.

Gracias también a mi contable y director financiero, Joe Tames, y a mi abogado y amigo Dave Baron, quienes mantuvieron las puertas abiertas.

Todo mi trabajo está guiado por la que es mi agente desde hace mucho tiempo y una de las primeras personas que creyeron en mí, Shannon Marven, presidenta de Dupree Miller; ella creyó que tenía que escribir este libro, y había tenido este mismo convencimiento respecto a libros anteriores míos. Y gracias a su magnífica asistenta y compañera de trabajo, Rebecca Silensky, que se encarga de que las cosas se hagan. ¡Gracias de nuevo! ¡Estoy impaciente por abordar con vosotras el próximo libro!

Finalmente, no puedo expresar un agradecimiento suficiente a las más de seiscientas personas de Gundry MD que han hecho que yo mismo, GundryMD.com y *The Dr. Gundry Podcast* seamos los recursos en los que confían a diario cientos de millones de personas para obtener consejos en materia de salud y suplementos. A pesar de la pandemia, algunos de nosotros llegamos, tras pasar la prueba COVID pertinente, todos los viernes a Gundry MD para brindarte información actualizada vital para tu salud, especialmente en estos tiempos. Si bien no puedo mencionaros a todos aquí, quiero daros las gracias por continuar prestando servicio y apoyando a los millones de componentes de la familia Gundry MD con nuestros productos y conocimientos durante este tiempo. Un sincero agradecimiento a mi mano derecha en Gundry MD, Lanee Lee Neil, quien me protege y dirige junto con Kate, mencionada anteriormente, y a mi gran equipo de escritores, que mantienen el flujo de la información. Y expreso un reconocimiento bien merecido a Rebecca Reinbold y su equipo de Stanton and Co, que siempre están llamando la atención de la prensa sobre mis últimos descubrimientos alucinantes.

Como he dicho en todos mis libros de la serie *Paradox* y ahora en *Descifrando el código keto*, nada de lo que hayas leído en cualquiera de estas páginas habría sido posible si mis pacientes y lectores no me hubiesen dejado aprender de ellos durante los más de veinte años que llevo ejerciendo la medicina restaurativa, actividad a la que sigo dedicado a jornada completa, seis días a la semana (sí, incluso sábados y domingos). Gracias a todos de nuevo.

Finalmente, no sería capaz de hacer nada de esto sin el amor y el apoyo de mi esposa y alma gemela, Penny. Me asombra tu increíble paciencia y la agradezco de veras. Sorprendentemente, en el momento en que dimos por finalizada la escritura de *The Energy Paradox* comencé a trabajar en *Descifrando el código keto*. Han sido muchas horas encerrado en mi despacho, antes y después de atender a los pacientes.

A los que seguís este tipo de cosas os diré que el «lote» vuelve a estar completo. Volvemos a tener los cuatro perros que tenemos habitualmente, tras la muerte, a los diecinueve años, del primero al que rescatamos, George II. El nuevo que hemos incorporado, también rescatado, es un caniche *toy*; se llama Okie Dokie. Si nos ves por las calles de Palm Springs o Montecito, has acertado: ¡mi verdadera profesión es paseador de perros!

Y para quienes hayáis leído hasta aquí: Pearl, nuestra vieja y enorme hembra *labradoodle*, ha sido la última en beneficiarse del desacoplamiento. Este revirtió un cáncer de vejiga presuntamente mortal diagnosticado hace un año a raíz de que no podía vaciar la vejiga. Pearl no fue operada ni sometida a quimioterapia; tampoco llevó ninguna dieta cetogénica. Solo le dimos suplementos desacopladores, y actualmente orina como si fuese un caballo de carreras. No es de extrañar que tuviera que escribir este libro: ¡Pearl me obligó!

NOTAS

Capítulo 2
1. Theodore B. VanItallie y Thomas H. Nufert. (2003). «Ketones: Metabolism's Ugly Duckling». *Nutrition Reviews*, 61 (10), 327-341.
2. Kevin Loria (2 de marzo de 2017). «The True Story of a Man Who Survived Without Any Food For 382 Days». *Business Insider*. https://www.sciencealert.com/the-true-story-of-a-man-who-survived-without-any-food-for-382-days.
3. Oliver E. Owen (julio de 2005). «Ketone Bodies as a Fuel for the Brain During Starvation». *Biochemistry and Molecular Biology Education*, 33 (4), 246-251. https://iubmb.onlinelibrary.wiley.com/doi/full/10.1002/bmb.2005.49403304246.
4. O. E. Owen y George A. Reichard Jr. (julio de 1971). «Human Forearm Metabolism During Progressive Starvation». *Journal of Clinical Investigation*, 50 (7), 1536-1545. https://www.jci.org/articles/view/106639.
5. Ole Snorgaard *et al.* (2017). «Systematic Review and Meta-Analysis of Dietary Carbohydrate Restriction in Patients with Type 2 Diabetes». *BMJ Open Diabetes Research & Care*, 5. https://drc.bmj.com/content/bmj-drc/5/1/e000354.full.pdf.
6. David Raubenheimer y Stephen J. Simpson (2020). *Eat Like the Animals*. Nueva York, EUA: Houghton Mifflin Harcourt.
7. *Ibid.*
8. Ole Snorgaard *et al.* «Systematic Review and Meta-Analysis of Dietary Carbohydrate Restriction in Patients with Type 2 Diabetes».
9. Michael Rosenbaum *et al.* (junio de 2019). «Glucose and Lipid Homeostasis and Inflammation in Humans Following an Isocaloric Ketogenic Diet». *Obesity*, 27 (6), 971-981. https://www.ncbi.nlm.nih.gov/pmc/articles/PMC6922028.

10. Lee Crosby *et al.* (16 de julio de 2021). «Ketogenic Diets and Chronic Disease: Weighing the Benefits Against the Risks». *Frontiers in Nutrition*, 8, 702-802. https://doi.org/10.3389/fnut.2021.702802.

Capítulo 3
1. Joseph Pizzorno (2014). «Mitochondria –Fundamental to Life and Health». *Integrative Medicine*, 13 (2), 8-15.
2. Peter Rich (2003). «Chemiosmotic Coupling: The Cost of Living». *Nature*, 421, 583. https://www.nature.com/articles/421583a.
3. David G. Nicholls y Eduardo Rial (1999). «A History of the First Uncoupling Protein, UCP1». *Journal of Bioenergetics and Biomembranes*, 31, 399-406.
4. Martin D. Brand (2000). «Uncoupling to Survive? The Role of Mitochondrial Inefficiency in Aging». *Experimental Gerontology*, 35 (6-7), 811-820.

Capítulo 4
1. Véronique Ouelletet *et al.* (febrero de 2012). «Brown Adipose Tissue Oxidative Metabolism Contributes to Energy Expenditure During Acute Cold Exposure in Humans». *Journal of Clinical Investigation*, 122 (2), 545-552. https://www.jci.org/articles/view/60433. Barbara Cannon y Jan Nedergaard (2012). «Yes, Even Human Brown Fat Is on Fire!». *Journal of Clinical Investigation*, 122 (2), 486-489. https://www.jci.org/articles/view/60941/pdf. Takeshi Yoneshiro *et al.* (2019). «BCAA Catabolism in Brown Fat Controls Energy Homeostasis Through SLC25A44». *Nature*, 572, 614-619. https://www.nature.com/articles/s41586-019-1503-x.
2. Borut Poljsak, Dušan Šuput e Irina Milisav (2013). «Achieving the Balance Between ROS and Antioxidants: When to Use the Synthetic Antioxidants». *Oxidative Medicine and Cellular Longevity*.
3. Zachary Pickell *et al.* (mayo de 2020). «Histone Deacetylase Inhibitors: A Novel Strategy for Neuroprotection and Cardioprotection Following Ischemia/Reperfusion Injury». *Journal of the American Heart Association*, 2020 (9), e016349. https://www.ahajournals.org/doi/10.1161/JAHA.120.016349.
4. W. C. Cutting, H. G. Mehrtens y M. L. Tainter (15 de julio de 1933). «Actions and Uses of Dinitrophenol Promising Metabolic Applications».

JAMA, 101 (3), 193-195. https://jamanetwork.com/journals/jama/article-abstract/244026.

5. Johann Grundlingh *et al.* (2011). «2,4-Dinitrophenol (DNP): A Weight Loss Agent with Significant Acute Toxicity and Risk of Death». *Journal of Medical Toxicology*, 7 (3), 205-212. https://www.ncbi.nlm.nih. gov/pmc/articles/PMC3550200/.

6. Catherine E. Amara *et al.* (enero de 2007). «Mild Mitochondrial Uncoupling Impacts Cellular Aging in Human Muscles in Vivo». *Proceedings of the National Academy of Sciences*, 104 (3), 1057-1062. https:// www.pnas.org/content/104/3/1057.

7. Reiko Nakao *et al.* (2019). «Ketogenic Diet Induces Skeletal Muscle Atrophy via Reducing Muscle Protein Synthesis and Possibly Activating Proteolysis in Mice». *PNAS Science Reports*, 9 (19652). https://doi. org/10.1038/s41598-019-56166-8.

8. The Sinclair Lab Blavatnik Institute Genetics de la Harvard Medical School. https://sinclair.hms.harvard.edu.

9. Jiejie Hao *et al.* (2009). «Hydroxytyrosol Promotes Mitochondrial Biogenesis and Mitochondrial Function in 3T3-L1 Adipocytes». *Journal of Nutritional Biochemistry*, 21, 634-644. https://pubmed.ncbi.nlm. nih.gov/19576748/. Han Wern Lim, Hwee Ying Lim y Kim Ping Wong (6 de noviembre de 2009). «Uncoupling of Oxidative Phosphorylation by Curcumin: Implication of Its Cellular Mechanism of Action». *Biochemical and Biophysical Research Communications*, 389, (1), 187-192. https://pubmed.ncbi.nlm.nih.gov/19715674/. Lara Gibellini *et al.* (2015). «Natural Compounds Modulating Mitochondrial Functions». *Evidence-Based Complementary and Alternative Medicine*, 2015. ID de artículo: 527209. https://www.hindawi.com/journals/ecam/2015/527209/. Vidmantas Bendokas *et al.* (2019). «Anthocyanins: From Plant Pigments to Health Benefits at Mitochondrial Level». *Critical Reviews in Food Science and Nutrition*, 60 (19), 3352-3365. DOI: 10.1080/10408398.2019.1687421.

10. Ildefonso Guerrero-Encinas *et al.* (agosto de 2021). «Protective Effects of Lacticaseibacillus casei CRL 431 Postbiotics on Mitochondrial Function and Oxidative Stress in Rats with Aflatoxin B1-Induced Oxidative Stress». *Probiotics and Antimicrobial Proteins*, 13 (4).

11. Susanne Klaus y Mario Ost (febrero de 2020). «Mitochondrial Uncoupling and Longevity –A Role for Mitokines?». *Experimental Gerontology*, 130. DOI: 10.1016/j.exger.2019.11079. Giuseppina Rose *et al.*

(2011). «Further Support to the Uncoupling-to-Survive Theory: The Genetic Variation of Human UCP Genes Is Associated with Longevity». *PloS One*, 6 (12): e29650. https://www.ncbi.nlm.nih.gov/pmc/articles/PMC3246500/.

Capítulo 5

1. Julie A. Mattison *et al.* (2012). «Impact of Caloric Restriction on Health and Survival in Rhesus Monkeys from the NIA Study». *Nature*, 489 (7415), 318-321. https://www.ncbi.nlm.nih.gov/pmc/articles/PMC3832985/.

2. Ricki J. Colman *et al.* (10 de julio de 2009). «Caloric Restriction Delays Disease Onset and Mortality in Rhesus Monkeys». *Science*, 325 (5937), 201-204. https://science.sciencemag.org/content/325/5937/201.

3. Sarah J. Mitchell *et al.* (2019). «Daily Fasting Improves Health and Survival in Male Mice Independent of Diet Composition and Calories». *Cell Metabolism*, 29 (1), 221-228.e3. https://pubmed.ncbi.nlm.nih.gov/30197301/.

4. Tatiana Moro *et al.* (2016). «Effects of Eight Weeks of Time-Restricted Feeding (16/8) on Basal Metabolism, Maximal Strength, Body Composition, Inflammation, and Cardiovascular Risk Factors in Resistance-Trained Males». *Journal of Translational Medicine*, 14 (290). https://doi.org/10.1186/s12967-016-1044-0.

5. George J. Cahill Jr. (9 de mayo de 2006). «Fuel Metabolism in Starvation». *Annual Review of Nutrition*, 26, 1-22. https://thehealthsciencesacademy.org/wp-content/uploads/2015/07/Fuel-Metabolism-in-Starvation_ReviewArticleTIMM2008-9Lazar-1.pdf.

6. Gemma Chiva-Blanch *et al.* (mayo/junio de 2013). «Effects of Wine, Alcohol and Polyphenols on Cardiovascular Disease Risk Factors: Evidences from Human Studies». *Alcohol and Alcoholism*, 48 (3), 270-277. https://doi.org/10.1093/alcalc/agt007.

7. Yoona Kim, Jennifer B. Keogh y Peter M. Clifton (2016). «Polyphenols and Glycemic Control». *Nutrients*, 8 (1), 17. https://www.ncbi.nlm.nih.gov/pmc/articles/PMC4728631/.

8. David Vauzour (2012). «Dietary Polyphenols as Modulators of Brain Functions: Biological Actions and Molecular Mechanisms Underpinning Their Beneficial Effects». *Oxidative Medicine and Cellular Longevity*, 2012. DOI: 10.1155/2012/914273. N. Hasima y B. Ozpolat (6 de noviembre de 2014). «Regulation of Autophagy by Polyphenolic

Compounds as a Potential Therapeutic Strategy for Cancer». *Cell Death & Disease*, 5 (11), e1509. https://www.ncbi.nlm.nih.gov/pmc/articles/PMC4260725/.

9. Johann Grundlingh *et al.* (2011). «2,4-Dinitrophenol (DNP): A Weight Loss Agent with Significant Acute Toxicity and Risk of Death». *Journal of Medical Toxicology*, 7 (3), 205-212. https://www.ncbi.nlm.nih.gov/pmc/articles/PMC3550200.

10. Donald E. Moreland y William P. Novitzky (8 de enero de 1987). «Effects of Phenolic Acids, Coumarins, and Flavonoids on Isolated Chloroplasts and Mitochondria». *Allelochemicals: Role in Agriculture and Forestry*, capítulo 23, 247-261. ACS Symposium Series, vol. 330. ISBN 13: 9780841209923. © 1987 American Chemical Society. https://pubs.acs.org/doi/10.1021/bk-1987-0330.ch023.

11. A. W. C. Man, Y. Zhou, N. Xia y H. Li (2020). «Involvement of Gut Microbiota, Microbial Metabolites and Interaction with Polyphenol Immunometabolism». *Nutrients*, 12 (10), 3054. DOI: 10.3390/nu12103054.

12. Jiejie Hao *et al.* (julio de 2010). «Hydroxytyrosol Promotes Mitochondrial Biogenesis and Mitochondrial Function in 3T3-L1 Adipocytes». *Journal of Nutritional Biochemistry*, 21 (7), 634-644. DOI: 10.1016/j.jnutbio.2009.03.012.

13. Ksenija Velickovic *et al.* (2019). «Caffeine Exposure Induces Browning Features in Adipose Tissue in Vitro and in Vivo». *Scientific Reports*, 9 (9104). https://doi.org/10.1038/s41598-019-45540-1.

14. Lara Gibellini *et al.* (2015). «Natural Compounds Modulating Mitochondrial Functions». *Evidence-Based Complementary and Alternative Medicine*, 2015. DOI: 10.1155/2015/527209.

15. Shan Wang *et al.* (2015). «Curcumin Promotes Browning of White Adipose Tissue in a Norepinephrine-Dependent Way». *Biochemical and Biophysical Research Communications*, 1-7. http://kurmin.com.mx/wp-content/uploads/2015/11/.pdf.

16. Z. Zhang *et al.* (2014). «Berberine Activates Thermogenesis in White and Brown Adipose Tissue». *Nature Communications*, 5 (5493). https://www.nature.com/articles/ncomms6493.

17. T. Becher *et al.* (2021). «Brown Adipose Tissue Is Associated with Cardiometabolic Health». *Natural Medicine*, 27, 58-65. DOI: 10.1038/s41591-020-1126-7.

18. Gijs den Besten *et al.* (septiembre de 2013). «The Role of Short-Chain Fatty Acids in the Interplay between Diet, Gut Microbiota, and Host Energy Metabolism». *Journal of Lipid Research*, 54 (9), 2325-2340. https://pubmed.ncbi.nlm.nih.gov/23821742.

19. *Ibid.*

20. S. E. Knowles *et al.* (1974). «Production and Utilization of Acetate in Mammals». *The Biochemical Journal*, 142 (2), 401-411. https://www.ncbi.nlm.nih.gov/pmc/articles/PMC1168292/.

21. S. Lindeberg, P. Nilsson-Ehle, A. Terent, B. Vesby y B. Schersten (1994). «Cardiovascular Risk Factors in a Melanesian Population Apparently Free from Stroke and Ischemic Heart Disease: The Kitava Study». *Journal of Internal Medicine*, 236 (3), 331-340.

22. Hidenori C. Shimizu *et al.* (2019). «Dietary Short-Chain Fatty Acid Intake Improves the Hepatic Metabolic Condition Via FFAR3». *Science Reports*, 9, artículo 16574. https://www.nature.com/articles/s41598-019-53242-x.

23. Hannah C. Wastyk *et al.* (5 de agosto de 2021). «Gut-Microbiota-Targeted Diets Modulate Human Immune Status». *Cell*, 184 (16), 4137-4153.e14. DOI: 10.1016/j.cell.2021.06.019.

24. E. Wesselink *et al.* (2019). «Feeding Mitochondria: Potential Role of Nutritional Components to Improve Critical Illness Convalescence». *Clinical Nutrition*, 38 (3), 982-995. https://www.sciencedirect.com/science/article/pii/S0261561418324269.

25. Eija Pirinen *et al.* (26 de diciembre de 2020). «Enhanced Polyamine Catabolism Alters Homeostatic Control of White Adipose Tissue Mass, Energy Expenditure, and Glucose Metabolism». *Molecular and Cellular Biology*, 27 (13), 4953-4967. https://mcb.asm.org/content/27/13/4953.

26. Fei Yue *et al.* (2017). «Spermidine Prolongs Lifespan and Prevents Liver Fibrosis and Hepatocellular Carcinoma by Activating MAP1S-Mediated Autophagy». *Cancer Research*, 77 (11), 2938-2951. https://pubmed.ncbi.nlm.nih.gov/28386016/.

27. Mitsuhara Matsumoto *et al.* (16 de agosto de 2011). «Longevity in Mice Is Promoted by Probiotic-Induced Suppression of Colonic Senescence Dependent on Upregulation of Gut Bacterial Polyamine Production». *PLoS One*, 6 (8). https://core.ac.uk/display/90418786.

28. Stefania Pucciarelli *et al.* (enero de 2013). «Spermidine and Spermine Are Enriched in Whole Blood of Nona/Centarians». *Rejuvenation Research*, 15 (6). DOI: 10.1089/rej.2012.1349.

29. Y. Kanamoto *et al.* (2011). «A Black Soybean Seed Coat Extract Prevents Obesity and Glucose Intolerance by Up-Regulating Uncoupling Proteins and Down-Regulating Inflammatory Cytokines in High-Fat Diet-Fed Mice». *Journal of Agricultural and Food Chemistry*, 59 (16), 8985-8993. https://www.nature.com/articles/s41467-020-15617-x.

30. Lee J. Sweetlove, Anna Lytovchenko, Megan Morgan *et al.* (diciembre de 2006). «Mitochondrial Uncoupling Protein Is Required for Efficient Photosynthesis». *Proceedings of the National Academy of Sciences*, 103 (51), 1958719592. https://www.pnas.org/content/103/51/19587. Pedro Barreto, Juliana E. C. T. Yassitepe, Zoe A. Wilson y Paulo Arruda (enero de 2017). «Mitochondrial Uncoupling Protein 1 Overexpression Increases Yield in Nicotiana tabacum under Drought Stress by Improving Source and Sink Metabolism». *Frontiers in Plant Science*, 8, 1836. https://www.frontiersin.org/article/10.3389/fpls.2017.01836.

31. A. L. K. Faller y E. Fialho (2010). «Polyphenol Content and Antioxidant Capacity in Organic and Conventional Plant Foods». *Journal of Food Composition and Analysis*, 23 (6), 561-568. https://www.sciencdirect.com/science/article/pii/S0889157510000736.

32. Sander L. J. Wijers *et al.* (12 de marzo de 2008). «Human Skeletal Muscle Mitochondrial Uncoupling Is Associated with Cold Induced Adaptive Thermogenesis». *PloS One*, 3 (3), e1777. https://journals.plos.org/plosone/article/figure?id=10.1371/journal.pone.0001777.g003.

33. Eugene A. Kiyatkin (3 de diciembre de 2019). «Brain Temperature and Its Role in Physiology and Pathophysiology: Lessons from 20 Years of Thermorecording». *Temperature*, 6 (4), 271-333. https://www.ncbi.nlm.nih.gov/pmc/articles/PMC6949027/.

34. N. Lane (25 de enero de 2018). «Hot Mitochondria?». *PLoS Biology*. https://journals.plos.org/plosbiology/article?id=10.1371/journal.pbio.2005113.

35. Zane B. Andrews, Sabrina Diano y Tamas L. Horvath (6 de noviembre de 2005). «Implications of Mitochondrial Uncoupling Proteins in CNS: In Support of Function and Survival». *Nature Reviews Neuroscience*, 6, 829-840.

36. Harpreet Shinhmar *et al.* (septiembre de 2020). «Optically Improved Mitochondrial Function Redeems Aged Human Visual Decline». *Journals of Gerontology: series A*, 75 (9), e49-e52. https://academic.oup.com/biomedgerontology/article/75/9/e49/5863431.

37. Jaime Catalán *et al.* (7 de diciembre de 2020). «Red LED Light Acts on the Mitochondrial Electron Chain of Donkey Sperm and Its Effects Depend on the Time of Exposure to Light». *Frontiers in Cell and Developmental Biology.* https://www.frontiersin.org/article/10.3389/fcell.2020.588621/full.

Capítulo 6

1. Gijs den Besten *et al.* (septiembre de 2013). «The Role of Short-Chain Fatty Acids in the Interplay between Diet, Gut Microbiota, and Host Energy Metabolism». *Journal of Lipid Research*, 54 (9), 2325-2340. https://pubmed.ncbi.nlm.nih.gov/23821742/. Gijs den Besten *et al.* (diciembre de 2013). «Gut-Derived Short-Chain Fatty Acids Are Vividly Assimilated into Host Carbohydrates and Lipids». *American Journal of Physiology-Gastrointestinal and Liver Physiology*, 305, (12), G900-910. https://pubmed.ncbi.nlm.nih.gov/24136789/.

2. Sean M. McNabney y Tara Henagan (2017). «Short Chain Fatty Acids in the Colon and Peripheral Tissues: A Focus on Butyrate, Colon Cancer, Obesity and Insulin Resistance». *Nutrients*, 9 (12), 1348. https://doi.org/10.3390/nu9121348.

3. M. P. St.-Onge y A. Bosarge (2008). «Weight-Loss Diet that Includes Consumption of Medium-Chain Triacylglycerol Oil Leads to a Greater Rate of Weight and Fat Mass Loss Than Does Olive Oil». *American Journal of Clinical Nutrition*, 87 (3), 621-626. https://www.ncbi.nlm.nih.gov/pmc/articles/PMC2874190/.

4. Tianguang Lei *et al.* (6 de septiembre de 2012). «Medium-Chain Fatty Acids Attenuate Agonist-Stimulated Lipolysis, Mimicking the Effects of Starvation». *Obesity Research*, 12 (4), 599-611. https://doi.org/10.1038/oby.2004.69.

5. Agnieszka Białek, Marta Teryks y Andrzej Tokarz (noviembre de 2014). «Conjugated Linolenic Acids (CLnA, super CLA) –Natural Sources and Biological Activity». *Postepy Higieny i Medycyny Doswiadczalnej*, 6 (68): 1238-1250.

6. Nam Ho Jeoung y Robert A. Harris (julio de 2008). «Pyruvate Dehydrogenase Kinase-4 Deficiency Lowers Blood Glucose and Improves

Glucose Tolerance in Diet-Induced Obese Mice». *American Journal of Physiology, Endocrinology and Metabolism*, 295 (1), e46-e54. https://doi.org/10.1152/ajpendo.00536.2007.

7. Johanne H. Ellenbroek *et al.* (7 de enero de 2014). «Long-Term Ketogenic Diet Causes Glucose Intolerance and Reduced-β-and α-Cell Mass but No Weight Loss in Mice». *American Journal of Physiological and Endocrinological Metabolism*, 306, e552–e558. https://pubmed.ncbi.nlm.nih.gov/24398402/.

8. K. A. Page *et al.* (mayo de 2009). «Medium-Chain Fatty Acids Improve Cognitive Function in Intensively Treated Type 1 Diabetic Patients and Support in Vitro Synaptic Transmission During Acute Hypoglycemia». *Diabetes*, 58 (5), 1237-1244. https://doi.org/10.2337/db08-1557. M. P. St.-Onge y P. J. H. Jones (2003). «Greater Rise in Fat Oxidation with Medium-Chain Triglyceride Consumption Relative to Long-Chain Triglyceride Is Associated with Lower Initial Body Weight and Greater Loss of Subcutaneous Adipose Tissue». *International Journal of Obesity and Related Metabolic Disorders*, 27 (12), 1565-1571. https://doi.org/10.1038/sj.ijo.0802467. Kareen Mumme y Welma Stonehouse (febrero de 2015). «Effects of Medium-Chain Triglycerides on Weight Loss and Body Composition: A Meta-Analysis of Randomized Controlled Trials». *Journal of the Academy of Nutrition and Dietetics*, 115 (2), 249-263. https://pubmed.ncbi.nlm.nih.gov/25636220/.

9. A. Fukazawa *et al.* (2020). «Effects of a Ketogenic Diet Containing Medium-Chain Triglycerides and Endurance Training on Metabolic Enzyme Adaptations in Rat Skeletal Muscle». *Nutrients*, 12 (5), 1269. https://doi.org/10.3390/nu12051269.

10. J. Hu *et al.* (mayo de 2016). «Short-Chain Fatty Acid Acetate Stimulates Adipogenesis and Mitochondria Biogenesis via GPR43 in Brown Adipocytes». *Endocrinology*, 157 (5), 1881-1894. https://pubmed.ncbi.nlm.nih.gov/26990063/.

11. C. Wen *et al.* (2020). «Acetate Attenuates Perioperative Neurocognitive Disorders in Aged Mice». *Aging*, 12 (4), 3262-3379. https://www.ncbi.nlm.nih.gov/pmc/articles/PMC7066918/.

12. S. Hu *et al.* (2020). «Acetate and Butyrate Improve β-cell Metabolism and Mitochondrial Respiration Under Oxidative Stress». *International Journal of Molecular Science*, 21 (4), 1542. https://pubmed.ncbi.nlm.nih.gov/32102422/.

13. Jin He *et al.* (2020). «Short-Chain Fatty Acids and Their Association with Signalling Pathways in Inflammation, Glucose, and Lipid Metabolism». *International Journal of Molecular Sciences*, 21. DOI: 10.3390/ijms21176356.

14. Heitor O. Santos *et al.* (2019). «Vinegar (Acetic Acid) Intake on Glucose Metabolism: A Narrative Review». *Clinical Nutrition ESPEN*, 32. DOI: 10.1016/j.clnesp.2019.05.008.

15. David M. Shaw *et al.* (octubre de 2019). «Effect of a Ketogenic Diet on Submaximal Exercise Capacity and Efficiency in Runners». *Medicine & Science in Sports & Exercise*, 51 (10), 2135-2146. https://journals.lww.com/acsmmsse/fulltext/2019/10000/effect_of_a_ketogenic_diet_on_submaximal_exercise.19.aspx - Adam Zajac *et al.* (27 de junio de 2014). «The Effects of a Ketogenic Diet on Exercise Metabolism and Physical Performance in Off-Road Cyclists». *Nutrients*, 6 (7), 2493-2508. DOI: 10.3390/nu6072493, https://www.ncbi.nlm.nih.gov/pmc/articles/PMC4113752/. Megan S. Thorburn *et al.* (13 de julio de 2006). «Attenuated Gastric Distress but No Benefit to Performance with Adaptation To Octanoate-Rich Esterified Oils in Well-Trained Male Cyclists». *Journal of Applied Physiology*, 101, 1733-1743. https://journals.physiology.org/doi/pdf/10.1152/japplphysiol.00393.2006.

16. Jeoungy Harris «Pyruvate Dehydrogenase Kinase-4 Deficiency Lowers Blood Glucose and Improves Glucose Tolerance in Diet-Induced Obese Mice».

17. Ellenbroek *et al.* «Long-Term Ketogenic Diet Causes Glucose Intolerance and reduced- β- and α- Cell Mass but No Weight Loss in Mice».

18. Chong-Han Kua (marzo de 2006). «Hypothesis: Uncoupling the Relationship Between Fatty Acids and Longevity». *IUBMB Life*, 58 (3), 153-155. https://dacemirror.sci-hub.se/journal-article/14ddaa41997d8049c7f26740bba7a6be/kua2006.pdf.

Capítulo 7

1. Daphna Rothschild, Omer Weissbrod, Elad Barkan *et al.* (marzo de 2018). «Environment Dominates over Host Genetics in Shaping Human Gut Microbiota». *Nature*, 555, 210-215. https://www.nature.com/articles/nature25973.

2. Birgitta W. van der Kolk, Sina Saari, Alen Lovric *et al.* (20 de abril de 2021). «Molecular Pathways Behind Acquired Obesity: Adipose Tissue and Skeletal Muscle Multiomics in Monozygotic Twin Pairs Discordant

for BMI». *Cell Reports Medicine*, 2 (4), 100226. https://www.sciencedi-rect.com/science/article/pii/S2666379121000422.

3. Raymond Pearl (1928). *The Rate of Living*. Londres, Reino Unido: A. A. Knopf.

4. François Criscuolo *et al.* (2005). «Avian Uncoupling Protein Expressed in Yeast Mitochondria Prevents Endogenous Free Radical Damage». *Proceedings Biological Sciences*, 272 (1565), 803-810. https://www.ncbi.nlm.nih.gov/pmc/articles/PMC1599860/.

5. Seung Hun Cha, Akiko Fukushima, Keiko Sakuma y Yasuo Kagawa (octubre de 2001). «Chronic Docosahexaenoic Acid Intake Enhances Expression of the Gene for Uncoupling Protein 3 and Affects Pleio-tropic mRNA Levels in Skeletal Muscle of Aged C57BL/6NJcl Mice». *Journal of Nutrition*, 131 (10), 2636-2642. https://doi.org/10.1093/jn/131.10.2636. Valeri Beck, Martin Jaburek, Tatiana Demina *et al.* (abril de 2007). «Polyunsaturated Fatty Acids Activate Human Un-coupling Proteins 1 and 2 in Planar Lipid Bilayers». *FASEB Journal*, 21 (4), 1137-1144. https://faseb.onlinelibrary.wiley.com/doi/10.1096/fj.06-7489.

6. Eugene A. Kiyatkin (3 de diciembre de 2019). «Brain Temperature and Its Role in Physiology and Pathophysiology: Lessons from 20 Years of Thermorecording». *Temperature* (Austin, Tex.), 6 (4), 271-333. https://www.ncbi.nlm.nih.gov/pmc/articles/PMC6949027/.

7. Manjunath C. Rajagopal *et al.* (julio de 2019). «Transient Heat Release During Induced Mitochondrial Proton Uncoupling». *Communications Biology*, 2 (279). https://www.nature.com/articles/s42003-019-0535-y#citeas.

8. Melanie Fortier *et al.* (23 de abril de 2019). «A Ketogenic Drink Im-proves Brain Energy and Some Measures of Cognition in Mild Cogni-tive Impairment». *Alzheimer's & Dementia*, 15 (5), 625-634. https://alz-journals.onlinelibrary.wiley.com/doi/full/10.1016/j.jalz.2018.12.017.

9. Hiroshi Ito, Iwao Kanno, Masanobu Ibaraki *et al.* (junio de 2003). «Changes in Human Cerebral Blood Flow and Cerebral Blood Volume During Hypercapnia and Hypocapnia Measured by Positron Emission Tomography». *Journal of Cerebral Blood Flow Metabolism*, 23 (6), 665-670. https://pubmed.ncbi.nlm.nih.gov/12796714/.

10. Edward M. Mills, Daniel E. Rusyniak y Jon E. Sprague (diciembre de 2004). «The Role of the Sympathetic Nervous System and Uncoupling Proteins in the Thermogenesis Induced by 3,4-Methylenedioxymetha

mphetamine». *Journal of Molecular Medicine* (Berlín), 82 (12), 787-799. https://pubmed.ncbi.nlm.nih.gov/15602689/.

11. Penny Kris-Etherton *et al.* (3 de abril de 2001). «Lyon Diet Heart Study: Benefits of a Mediterranean-Style, National Cholesterol Education Program/American Heart Association Step I Dietary Pattern on Cardiovascular Disease». *Circulation*, 103 (13), 1823-1825. https://doi.org/10.1161/01.CIR.103.13.1823.

12. Gina Cavaliere *et al.* (22 de febrero de 2016). «Polyunsaturated Fatty Acids Attenuate Diet Induced Obesity and Insulin Resistance, Modulating Mitochondrial Respiratory Uncoupling in Rat Skeletal Muscle». *PLoS One*. https://doi.org/10.1371/journal.pone.0149033.

13. S. E. Cha, A. Fukushima, K. Sakuma y Y. Kagawa (2001). «Chronic Docosahexaenoic Acid Intake Enhances Expression of the Gene For Uncoupling Protein 3 and Affects Pleiotropic Mrna Levels In Skeletal Muscle of Aged C57bl/6njcl Mice». *Journal of Nutrition*, 131 (10), 2636-2642.

14. Alberto Domínguez-Rodríguez, Pedro Abreu-González y Russel J. Reiter (marzo de 2012). «Melatonin and Cardiovascular Disease: Myth or Reality?». *Revista Española de Cardiología*, 65 (3), 215-218. https://www.revespcardiol.org/en-melatonin-cardiovascular-disease-myth-or-articulo-S1885585711006165. J. Blanc, M. C. Alves-Guerra, B. Esposito *et al.* (28 de enero de 2003). «Protective Role of Uncoupling Protein 2 in Atherosclerosis». *Circulation*, 107 (3), 388-390. https://pubmed.ncbi.nlm.nih.gov/12551860/.

15. Benjamin Mappin-Kasirer, Hongchao Pan, Sarah Lewington *et al.* (mayo de 2020). «Tobacco Smoking and the Risk of Parkinson Disease: A 65-Year Follow-Up of 30,000 Male British Doctors». *Neurology*, 94 (20), e2132-e2138. https://n.neurology.org/content/94/20/e2132.

16. C. M. van Duijn y A. Hofman (1991). «Relation Between Nicotine Intake and Alzheimer's Disease». *British Medical Journal*, 302 (6791), 1491-1494. https://www.ncbi.nlm.nih.gov/pmc/articles/PMC1670208/.

17. T. Yoshida, N. Sakane, T. Umekawa *et al.* (junio de 1999). «Nicotine Induces Uncoupling Protein 1 in White Adipose Tissue of Obese Mice». *International Journal of Obesity Related Metabolic Disorders*, 23 (6), 570-575. https://pubmed.ncbi.nlm.nih.gov/10411229/.

18. Dexin Shen, Lingau Ju, Fenfang Zhou *et al.* (15 de marzo de 2021). «The Inhibitory Effect of Melatonin on Human Prostate Cancer». *Cell Communication and Signaling*, 19 (1), 34. https://pubmed.ncbi.nlm.nih.

gov/33722247/. Paolo Lissoni, Franco Rovelli, Fernando Brivio *et al.* (26 de marzo de 2018). «Five-Year Survival with High-Dose Melatonin and Other Antitumor Pineal Hormones in Advanced Cancer Patients Eligible for the Only Palliative Therapy». *Research Journal of Oncology*, 2 (1), 2. https://www.imedpub.com/articles/five-yearsurvival-with-highdose-melatonin-and-other-antitumor-pineal-hormones-in-advanced-cancer-patients-eligible-for-the-only-pa.php?aid=22313.

19. Thomas N. Seyfried (2012). *Cancer as a Metabolic Disease: On the Origin, Management, and Prevention of Cancer*. Hoboken (Nueva Jersey), EUA: John Wiley & Sons.

20. Michael J. González, Thomas Seyfried, Garth L. Nicolson *et al.* (agosto de 2018). «Mitochondrial Correction: A New Therapeutic Paradigm for Cancer and Degenerative Diseases». *Journal of Orthomolecular Medicine*, 33 (4). https://www.senmo.org/images/DESCARGAS/Mitochondrial-Correction-A-New-Therapeutic-Paradigm-for-Cancer-and-Degenerative-Diseases-JOM-33.4.pdf.

21. Claudia M. Hunter y Mariana G. Figueiro (2017). «Measuring Light at Night and Melatonin Levels in Shift Workers: A Review of the Literature». *Biological Research for Nursing*, 19 (4), 365-374. https://www.ncbi.nlm.nih.gov/pmc/articles/PMC5862149/.

22. Lissoni *et al.* «Five Year-Survival with High-Dose Melatonin and Other Antitumor Pineal Hormones».

23. Shen *et al.* «The Inhibitory Effect of Melatonin on Human Prostate Cancer».

24. Matt Ulgherait, Anna Chen, Sophie F. McAllister *et al.* (2020). «Circadian Regulation of Mitochondrial Uncoupling and Lifespan». *Nature Communications*, 11 (1927). https://www.nature.com/articles/s41467-020-15617-x.

25. S. H. Orabi *et al.* (2020). «Commiphora myrrha Resin Alcoholic Extract Ameliorates High Fat Diet Induced Obesity Via Regulation of UCP1 and Adiponectin Proteins Expression in Rats». *Nutrients*, 12 (3), 803. J. B. A. Custódio, M. V. Ribeiro, F. S. G. Silva, M. Machado y M. C. Sousa (2011). «The Essential Oils Component P-Cymene Induces Proton Leak Through Fo-ATP Synthase and Uncoupling of Mitochondrial Respiration». *Journal of Experimental Pharmacology*, 3, 69-76.

26. G. D'Onofrio, S. M. Nabavi, D. Sancarlo, A. Greco y S. Pieretti (2021). «Crocus sativus L. (Saffron) in Alzheimer's Disease Treatment: Bioactive Effects on Cognitive Impairment». *Current Neuropharmacology*

(2021), publicación electrónica antes de impresión. DOI: 10.2174/1 570159X19666210113144703.

27. S. Akhondzadeh *et al.* (2010). «A 22-Week, Multicenter, Randomized, Double-Blind Controlled Trial of Crocus sativus in the Treatment of Mild-to-Moderate Alzheimer's Disease». *Psychopharmacology*, 207 (4), 637-643.

28. E. Oh *et al.* (2017). «Ginger Extract Increases Muscle Mitochondrial Biogenesis and Serum HDL-Cholesterol Level in High-Fat Diet-Fed Rats». *Journal of Functional Foods*, 29. DOI: 10.1016/j.jff.2016.12.023.

29. A. D. Assefa, Y-S Keum y R. K. Saini (2018). «A Comprehensive Study of Polyphenols Contents and Antioxidant Potential of 39 Widely Used Spices and Food Condiments». *Journal of Food Measurement and Characterization*, 12, 1548-1555.

Capítulo 8

1. A. Keys *et al.* (1986). «The Diet and 15-Year Death Rate in the Seven Countries Study». *American Journal of Epidemiology*, 124, 903-915.

2. J. Ferrières (2004). «The French Paradox: Lessons for Other Countries». *Heart* (British Cardiac Society), 90 (1), 107-111. https://doi. org/10.1136/heart.90.1.107.

3. M. I. McBurney, N. L. Tintle, R. S. Vasan, A. Sala-Vila y W. S. Harris (2021). «Using an Erythrocyte Fatty Acid Fingerprint to Predict Risk of All-Cause Mortality: The Framingham Offspring Cohort». *American Journal of Clinical Nutrition*, nqab195. https://doi.org/10.1093/ajcn/ nqab195.

4. A. N. Waldhart, B. Muhire, B. Johnson, J. A. Pospisilik, X. Han y N. Wu (2021). «Excess Dietary Carbohydrate Affects Mitochondrial Integrity as Observed in Brown Adipose Tissue». *Cell Reports*, 36 (50). https:// doi.org/10.1016/j.celrep.2021.109488.

5. J. Araujo, J. Cai y J. Stevens (2019). «Prevalence of Optimal Metabolic Health in American Adults: National Health and Nutrition Examination Survey 2009-2016». *Metabolic Syndrome and Related Disorders*, 17 (1). doi.org/10.1089/met.2018.0105.

6. F. A. J. L. Scheer *et al.* (2012). «Repeated Melatonin Supplementation Improves Sleep in Hypertensive Patients Treated With Beta Blockers: A Randomized Controlled Trial». *Sleep*, 35 (10), 1395-1402.

7. T. Mahmud, S. S. Rafi, D. L. Scott *et al.* (1996). «Nonsteroidal Anti-inflammatory Drugs and Uncoupling of Mitochondrial Oxidative

Phosphorylation». *Arthritis and Rheumatism*, 39 (12), 1998-2003. https://pubmed.ncbi.nlm.nih.gov/8961904/.

8. J.-X. Tao, W.-C. Zhou y X.-G. Zu (2019). «Mitochondria as Potential Targets and Initiators of the Blue Light Hazard to the Retina». *Oxidative Medicine and Cellular Longevity*, 6435364. https://doi.org/10.1155/2019/6435364. N. L. Swanson, J. Hoy y S. Seneff (2016). «Evidence that Glyphosate Is A Causative Agent In Chronic Sub-Clinical Metabolic Acidosis and Mitochondrial Dysfunction». *International Journal of Human Nutrition and Functional Medicine*.

Capítulo 9

1. Hannah C. Wastyk *et al.* (5 de agosto de 2021). «Gut-Microbiota-Targeted Diets Modulate Human Immune Status». *Cell*, 184 (16), 4137-4153.e14. DOI: 10.1016/j.cell.2021.06.019.

2. Michael Rosenbaum, Kevin D. Hall, Juen Guo *et al.* (junio de 2019). «Glucose and Lipid Homeostasis and Inflammation in Humans Following an Isocaloric Ketogenic Diet». *Obesity*, 27 (6), 971-981. https://www.ncbi.nlm.nih.gov/pmc/articles/PMC6922028/.

3. Joanne Slavin (22 de abril de 2013). «Fiber and Prebiotics: Mechanisms and Health Benefits». *Nutrients*, 5 (4), 1417-1435. https://www.mdpi.com/2072-6643/5/4/1417.

4. Alessio Fasano (31 de enero de 2020). «All Disease Begins in the (Leaky) Gut: Role of Zonulin-Mediated Gut Permeability in the Pathogenesis of Some Chronic Inflammatory Diseases». *F1000 Research, 9, F1000 Faculty Rev-69*. https://www.ncbi.nlm.nih.gov/pmc/articles/PMC6996528/.

5. Yu Xu *et al.* (14 de septiembre de 2020). «Panax notoginseng Saponins Modulate the Gut Microbiota to Promote Thermogenesis and Beige Adipocyte Reconstruction Via Leptin-Mediated Ampkα/STAT3 Signaling in Diet-Induced Obesity». *Theranostics*, 10 (24), 11302-11323. https://www.ncbi.nlm.nih.gov/pmc/articles/PMC7532683/.

6. Yih-Woei C. Fridell *et al.* (1 de febrero de 2005). «Targeted Expression of the Human Uncoupling Protein 2 (hUCP2) to Adult Neurons Extends Life Span in the Fly». *Cell Metabolism*, 1 (2), 145-152. https://www.cell.com/cell-metabolism/supplemental/S1550-4131(05)00032-X/.

7. Andrew J. Murray, Nicholas S. Knight, Sarah E. Little *et al.* (1 de agosto de 2011). «Dietary Long-Chain, but Not Medium-Chain, Triglycerides Impair Exercise Performance and Uncouple Cardiac Mitochondria

in Rats». *Nutritional Metabolism*, 8 (55). https://pubmed.ncbi.nlm.nih.
gov/21806803/.

8. Meng Teng Peh, Azzahra Binti Anwar, David S. W. Ng *et al.* (2014).
«Effect of Feeding a High Fat Diet on Hydrogen Sulfide (H2S) Metabolism in the Mouse». *Nitric Oxide: Biology and Chemistry*, 41, 138-145.
https://europepmc.org/article/med/24637018.

9. Gabriela Pinget, Jian Tan, Janec Bartlomiej *et al.* (mayo de 2019). «Impact of Food Additive Titanium Dioxide (E171) on Gut Microbiota-
Host Interaction». *Frontiers in Nutrition*, 6. https://www.frontiersin.org/
articles/10.3389/fnut.2019.00057/full.

10. Kasper W. Ter Horst y Mireille J. Serlie (6 de septiembre de 2017).
«Fructose Consumption, Lipogenesis, and Non-Alcoholic Fatty Liver Disease». *Nutrients*, 9 (9), 981. https://pubmed.ncbi.nlm.nih.
gov/28878197/.

11. Kentaro Matsuzaki y Yasushi Ohizumi (4 de enero de 2021). «Beneficial Effects of Citrus-Derived Polymethoxylated Flavones for Central
Nervous System Disorders». *Nutrients*, 13 (1): 145, https://pubmed.
ncbi.nlm.nih.gov/33406641/.

12. Xiaoming Bian, Liang Chi, Bei Gao *et al.* (24 de julio de 2017). «Gut
Microbiome Response to Sucralose and Its Potential Role in Inducing Liver Inflammation in Mice». *Frontiers in Physiology*, 8, 487. https://
www.ncbi.nlm.nih.gov/pmc/articles/PMC5522834/.

13. Xiao Meng *et al.* (7 de abril de 2017). «Dietary Sources and Bioacti-
vities of Melatonin». *Nutrients*, 9 (4), 367. https://www.ncbi.nlm.nih.
gov/pmc/articles/PMC5409706/.

14. Hiroshi Kawashima (2019). «Intake of Arachidonic Acid-Containing
Lipids in Adult Humans: Dietary Surveys and Clinical Trials». *Lipids in
Health and Disease*, 18 (101). https://lipidworld.biomedcentral.com/
articles/10.1186/s12944–019–1039-y#citeas.

15. Dong D. Wang, Estefanía Toledo, Adela Hruby *et al.* (9 de marzo de
2017). «Plasma Ceramides, Mediterranean Diet, and Incident Cardiovascular Disease in the PREDIMED Trial (Prevención Con Dieta Mediterránea)». *Circulation*. https://www.ahajournals.org/doi/10.1161/
circulationaha.116.024261.

16. C. K. Yao, J. G. Muir y P. R. Gibson (2 de noviembre de 2015). «Review Article: Insights into Colonic Protein Fermentation, Its Modulation and Potential Health Implications». *Alimentary Pharmacology*

and Therapeutics, 41, 181-196. https://onlinelibrary.wiley.com/doi/pdf/10.1111/apt.13456.

17. L. David, C. Maurice, R. Carmody *et al.* (enero de 2014). «Diet Rapidly and Reproducibly Alters the Human Gut Microbiome». *Nature*, 505 (7484), 559-563. https://pubmed.ncbi.nlm.nih.gov/24336217/.

18. Yao *et al.* «Review Article: Insights into Colonic Protein Fermentation, Its Modulation and Potential Health Implications».

19. Levi M. Teigen *et al.* (25 de abril de 2019). «Dietary Factors in Sulfur Metabolism and Pathogenesis of Ulcerative Colitis». *Nutrients*, 11 (4), 931. https://www.ncbi.nlm.nih.gov/pmc/articles/PMC6521024/.

20. Elieke Demmer, Marta D. van Loon, Nancy Rivera *et al.* (7 de marzo de 2016). «Addition of a Dairy Fraction Rich in Milk Fat Globule Membrane to a High-Saturated Fat Meal Reduces the Postprandial Insulinaemic and Inflammatory Response in Overweight and Obese Adults». *Journal of Nutritional Science*, 5, e14. https://www.ncbi.nlm.nih.gov/pmc/articles/PMC4791522/.

21. Xiaoxi Ji, Weili Xu, Jie Cui *et al.* (2019). «Goat and Buffalo Milk Fat Globule Membranes Exhibit Better Effects at Inducing Apoptosis and Reduction the Viability of HT-29 Cells». *Scientific Reports*, 9, artículo 2577. https://www.nature.com/articles/s41598-019-39546-y.

22. Steven R. Gundry (29 de junio de 2018). «Abstract P238: Remission/Cure of Autoimmune Diseases by a Lectin Limited Diet Supplemented with Probiotics, Prebiotics, and Polyphenols». *Circulation*, 137, AP238. https://www.ahajournals.org/doi/abs/10.1161/circ.137.suppl_1.p238.

23. Cliff Harvey. «Everything You Wanted to Know About Lectins». https://nuzest-usa.com/blogs/blog/lectins.

24. Catalin Chimerel, Andrew J. Murray, Enno R. Oldewurtel *et al.* (4 de febrero de 2013). «The Effect of Bacterial Signal Indole on the Electrical Properties of Lipid Membranes». *ChemPhysChem*, 14 (2), 417-423. https://pubmed.ncbi.nlm.nih.gov/23303560/.

25. Naoto Nagata *et al.* (mayo de 2017). «Glucoraphanin Ameliorates Obesity and Insulin Resistance Through Adipose Tissue Browing and Reduction of Metabolic Endotoxemia in Mice». *Obesity Studies*, 66 (5). DOI: 10.2337/db16-0662.

26. J. Pérez-Jiménez, V. Neveu, F. Vos y A. Scalbert (2010). «Identification of the 100 Richest Dietary Sources of Polyphenols; An Application of

the Phenol-Explorer Database». *European Journal of Clinical Nutrition*, 64, S112-S120.

27. T. W. Dos Santos *et al.* (2018). «Yerba Mate Stimulates Mitochondrial Biogenesis and Thermogenesis In High-Fat-Diet-Induced Obese Mice». *Molecular Nutrition and Food Research*, 62 (15). https://onlinelibrary.wiley.com/doi/abs/10.1002/mnfr.201800142.

28. A. D. Assefa, Y.-S. Keum y R. K. Saini (2018). «A Comprehensive Study of Polyphenols Contents and Antioxidant Potential of 39 Widely Used Spices and Food Condiments». *Journal of Food Measurement and Characterization*, 12, 1548-1555.

29. E. Oh *et al.* (2017). «Ginger Extract Increases Muscle Mitochondrial Biogenesis and Serum HDL-Cholesterol Level in High-Fat Diet-Fed Rats». *Journal of Functional Foods*, 29, 193-200. DOI: 10.1016/j.jff.2016.12.023.

Capítulo 10

1. Sofia Cienfuegos, Kelsey Gabel, Faiza Kalam *et al.* (1 de septiembre de 2020). «Effects of 4- and 6-h Time-Restricted Feeding on Weight and Cardiometabolic Health: A Randomized Controlled Trial in Adults with Obesity». *Cell Metabolism*, 32 (3), 366-378.e3. https://www.sciencedirect.com/science/article/pii/S1550413120303193.

2. M. I. Queipo-Ortuño *et al.* (2012). «Influence of Red Wine Polyphenols and Ethanol on the Gut Microbiota Ecology and Biochemical Markers». *American Journal of Clinical Nutrition*, 95 (6), 1323-1334.

3. Angie W. Huang, Min Wei, Sara Caputo *et al.* (2021). «An Intermittent Fasting Mimicking Nutrition Bar Extends Physiologic Ketosis in Time Restricted Eating: A Randomized, Controlled, Parallel-Arm Study». *Nutrients*, 13 (5), 1523. https://www.mdpi.com/2072-6643/13/5/1523#cite.

4. Manal F. Abdelmalek, Mariana Lazo, Alena Horska *et al.* (septiembre de 2012). «Higher Dietary Fructose Is Associated with Impaired Hepatic Adenosine Triphosphate Homeostasis in Obese Individuals with Type 2 Diabetes». *Hepatology*, 56 (3), 952-960. https://www.ncbi.nlm.nih.gov/pubmed/22467259/. Brittany Dewdney y Alexandra Roberts (25 de marzo de 2020). «A Sweet Connection? Fructose's Role in Hepatocellular Carcinoma». *Biomolecules*, 10 (4), 496. https://pubmed.ncbi.nlm.nih.gov/32218179/.

5. Christian Baumeier, Daniel Kaiser, Jörg Heeren *et al.* (mayo de 2015). «Caloric Restriction and Intermittent Fasting Alter Hepatic Lipid

Droplet Proteome and Diacylglycerol Species and Prevent Diabetes in NZO Mice». *Biochimica et Biophysica Acta (BBA) —Molecular and Cell Biology of Lipids*, 1851, 566-576. https://www.sciencedirect.com/science/article/pii/S1388198115000293.

Apéndice

1. Jung Eun Park, P. B. Tirupathi Pichiah y Youn-Soo Cha (diciembre de 2018). «Vitamin D and Metabolic Diseases: Growing Roles of Vitamin D». *Journal of Obesity & Metabolic Syndrome*, 27 (4), 223-232. https://www.ncbi.nlm.nih.gov/pmc/articles/PMC6513299/.
2. John N. Hathcock, Andrew Shao, Reinhold Vieth y Robert Heaney (1 de enero de 2007). «Risk Assessment for Vitamin D». *American Journal of Clinical Nutrition*, 5 (1), 6-18. https://academic.oup.com/ajcn/article/85/1/6/4649294.
3. D. Schniertshauer, D. Gebhard y J. Bergemann (2018). «Age-Dependent Loss of Mitochondrial Function in Epithelial Tissue Can Be Reversed by Coenzyme Q10». *Journal of Aging Research*, 12, 1-8. DOI: 10.1155/2018/6354680.

ÍNDICE TEMÁTICO

R

Radicales libres 52, 64
Ramadán 206, 207, 208, 209
Raubenheimer, David 35, 80, 263
Régimen Gonzalez 128
Regla Ricitos de Oro 68, 69, 71, 159, 162, 209
Rendimiento deportivo 39, 40, 112, 113
Reparación mitocondrial 113, 124, 253
Repollo asado crujiente con pesto de limón y hierbas 228
Respiración
 celular 48
 control de la 121
Respuesta de estrés de lucha o huida 121
Restricción calórica 78, 79, 80, 81, 82, 210
Resveratrol 74, 95, 254

S

Sales de cetonas 203, 252
Salmón 114, 163, 169
Salsa de aguacate 221, 223
Saltarse comidas 198
Salud
 del cerebro 111, 119
 del corazón 122, 123
Sardi, Bill 254
Sardinas 114
Selenio 257
Semillas
 de albahaca 150, 151, 216
 de chía 151, 152, 175, 216
 de lino 147
Shirataki (fideos) 177, 226, 227
Simpson, Stephen 35, 80, 263
Sinclair, David 74
Sí, por favor: alimentos que potencian los posbióticos 170
 Aceites desacopladores 173
 Almidones resistentes 176
 Almidones resistentes procesados 175
 Aves de pastoreo 179
 Barritas «energéticas» 174
 Bebidas 185
 Carne 179
 Chocolate y postres helados 184
 Edulcorantes 183
 Frutas que actúan como grasas 173
 Frutas ricas en polifenoles 180
 Frutos secos y semillas 173

Harinas 183
Hierbas, aderezos y condimentos 182
Hortalizas crucíferas 170
Otras hortalizas que estimulan los posbióticos 171
Pescados y mariscos salvajes 178
Productos lácteos y sustitutos (grandes desacopladores) 181
Proteínas y «carnes» de origen vegetal 180
Verduras de hoja verde 172
Sirtuinas 74, 75, 254
Sistema
 inmunitario 48, 104, 123, 152
 nervioso simpático 121
Smitten Kitchen 228
Sobrepeso 18, 53, 90, 105, 117, 118, 140, 205
Solanáceas 152
Sulfuro de hidrógeno 91, 155, 162
Suplementos
 Berberina y quercetina 253
 Coenzima Q10 252
 omega 3 de cadena larga 123, 161, 251
 Omega 3 de cadena larga 251
 pirroloquinolina quinona 252
 polifenoles 37, 65, 74, 75, 77, 85, 86, 87, 88, 89, 90, 94, 95, 96, 107, 115, 122, 125, 126, 128, 130, 131, 132, 144, 146, 147, 148, 153, 157, 158, 161, 162, 166, 168, 180, 189, 190, 198, 202, 205, 210, 211, 249, 254, 255, 257
 ubiquinol 252
Supresores tumorales 123

T

Tabulé de corazones de cáñamo 235
Tainter, Maurice L. 67, 68, 264
TCM 26, 27, 72, 92, 93, 95, 102, 104, 105, 107, 108, 109, 110, 113, 114, 120, 126, 135, 144, 146, 158, 164, 173, 182, 189, 198, 199, 200, 201, 203, 205, 213, 215, 217, 219, 220, 222, 223, 224, 225, 226, 228, 229, 230, 231, 232, 235, 236, 243, 244, 245, 246, 256, 257
Tejido adiposo 88
Temperatura del cuerpo 63
Temperaturas frías 89
Tentempiés 198